# 中西医肿瘤防治策略

赵玉峰 李慧杰 张暖 曲倩倩 ◎ 主编

◇ 山东科学技术出版社
·济南·

图书在版编目（CIP）数据

中西医肿瘤防治策略 / 赵玉峰等主编. -- 济南 ：山东科学技术出版社，2024. 7. -- ISBN 978-7-5723-2147-4

Ⅰ. R730.59

中国国家版本馆 CIP 数据核字第 2024VD2204 号

# 中西医肿瘤防治策略
ZHONGXIYI ZHONGLIU FANGZHI CELUE

责任编辑：崔丽君　杨甲丽

装帧设计：侯　宇

主管单位：山东出版传媒股份有限公司

出 版 者：山东科学技术出版社

地址：济南市市中区舜耕路 517 号

邮编：250003　电话：（0531）82098088

网址：www.lkj.com.cn

电子邮件：sdkj@sdcbcm.com

发 行 者：山东科学技术出版社

地址：济南市市中区舜耕路 517 号

邮编：250003　电话：（0531）82098067

印 刷 者：东营华泰印务有限公司

地址：山东省东营市华泰工业园

邮编：257335　电话：（0546）6441693

规格：16 开（170 mm×240 mm）

印张：12.25　字数：195 千

版次：2024 年 9 月第 1 版　印次：2024 年 9 月第 1 次印刷

定价：49.00 元

# 编 者 名 单

**主　　编**　赵玉峰　山东中医药大学附属医院

　　　　　　李慧杰　山东中医药大学附属医院

　　　　　　张　暖　山东中医药大学附属医院

　　　　　　曲倩倩　烟台市中医医院

**副 主 编**　胡熙文　山东中医药大学第一临床医学院

　　　　　　徐　军　山东第一医科大学附属肿瘤医院

　　　　　　张新莲　山东中医药大学附属医院

　　　　　　高　坤　淄博市中西医结合医院

　　　　　　刘宗凯　山东中医药大学附属医院

　　　　　　宋永蕾　山东中医药大学附属医院

　　　　　　刘　槟　山东中医药大学附属医院

　　　　　　王玉超　山东中医药大学附属医院

　　　　　　马　青　山东中医药大学附属医院

**编　　委**　杨孟瑾　山东中医药大学附属医院东营医院

　　　　　　张景雪　山东中医药大学附属医院

　　　　　　赵小艺　山东中医药大学

　　　　　　史浩然　山东中医药大学

　　　　　　戴义宁　山东中医药大学

　　　　　　肖　娇　山东中医药大学

　　　　　　高　楠　山东中医药大学

# 前　言

在医学领域，肿瘤作为对人类健康构成重大威胁的疾病，始终是医学研究的重点和难点。近年来，肿瘤的发病率居高不下，并呈现年轻化、复杂化的趋势，传统的单一治疗方法已难以满足临床需求。中医，作为我国独特的医学体系，在肿瘤的预防和治疗中具有独特的优势。基于中医理论与现代医学实践，探索中西医结合的肿瘤防治策略，已成为当前我国肿瘤防治的重要研究方向。随着医学模式的转变和科学技术的发展，肿瘤的治疗已经从单一的治疗手段转变为多学科交叉、中西医融合的治疗策略。基于以上背景，本书应运而生，旨在提供一本既具科学价值又具实用性的参考用书，用于指导肿瘤的临床预防和治疗。

本书全面系统地阐述了脑瘤、鼻咽癌、甲状腺癌、乳腺癌、卵巢癌、肺癌、食管癌、胃癌等多种常见肿瘤的中西医病因病机、诊断方法及治疗策略等内容，旨在从中医和西医两个维度进行深入分析，以提供给临床医生一本既体现中医特色又符合现代医学标准的肿瘤防治参考用书。

本书的编写团队由来自中医和西医领域的专家学者组成，团队成员在肿瘤防治领域积累了丰富的临床经验并具有一定的学术造诣。鉴于目前医学技术不断发展、肿瘤防治策略日益完善的现状，编写过程中，团队成员充分发挥各自的专业优势，积极交流讨论，力求使本书成为一本既具权威性又具实用价值的肿瘤防治参考书籍，我们期待本书能够成为临床医生在肿瘤治疗领域的有效参考资料，能够为推动肿瘤防治事业的发展作出积极贡献。感谢为本书编写提供支持及帮助的同行和专家，他们提供的宝贵意见和建议使本书得以不断地完善和提高。同时，我们也期待更多的专家学者能够加入肿瘤防治的研究和实践中，共同为人类健康事业贡献力量。

编　者

2024 年 2 月

# 目　录

# 绪 论

## 一、肿瘤的概念

肿瘤是一种涉及人体细胞生长调控复杂机制的疾病。具体而言，肿瘤是指机体内部分细胞在受到遗传、环境、生活习惯等多种致癌因素的影响后，基因结构发生改变，失去对生长的正常调控能力而引发的异常细胞增殖。这种失控的细胞增殖，最终导致局部组织细胞的异常增加，形成了我们所说的新生物——肿瘤。

肿瘤根据其生长方式和特性通常被分为两大类：良性肿瘤和恶性肿瘤。良性肿瘤，虽然也表现为细胞的异常增殖，但其生长通常具有局限性，不会侵犯到周围的正常组织，也不会通过血管、淋巴管等转移到身体的其他部位。而恶性肿瘤则不同，它的生长速度往往更快，且具有较强的侵袭性和转移性。恶性肿瘤的细胞不仅能够侵犯到邻近的正常组织，还可以通过血管、淋巴管等途径扩散到身体的其他部位，形成新的肿瘤灶。这种转移，往往是恶性肿瘤致死的主要原因。

从本质上看，肿瘤是细胞失去控制而异常增殖产生的新生物。这种异常增殖的能力不仅体现在肿瘤本身的持续生长上，更体现在恶性肿瘤对周围组织的侵犯和转移能力上。异常增殖的肿瘤细胞尽管在形态和功能上与其来源的组织和细胞存在不同程度的相似性，但它们已经发生了质的改变，特别是低分化的肿瘤组织和细胞，除了在形态上与其来源的正常组织和细胞存在差异之外，还往往表现出一些正常组织和细胞所没有的功能，如分泌激素等。

人类对于肿瘤的认识可以追溯到古代，早在殷周时代的甲骨文中，就已经有了关于"瘤"的病名记载。而《黄帝内经》，这部成书于秦汉时期的中医经典中，更是对肿瘤有了更为详细的描述，如"石瘕""乳岩"等。到了宋代，医家们对肿瘤的认识进一步加深。在《仁斋直指方》中，"癌"字首次被用来指代肿瘤，这标志着人们对这种病症认识的深化。书中有言："癌者，上高下深，岩穴之状，颗颗累垂……毒根深藏，穿孔通里，男则多发于腹，女则多发于乳，或项或肩或臂，外症令人昏迷。"这段描述不仅揭示了癌的形态特征，还指出了其生长部位和性别差异，即男性多发于腹部，女性则多发于乳房或是项、肩、臂等部位。这些论述为后世中医学的发展奠定了坚实的基础。

随着医学技术的不断发展，特别是分子生物学、基因组学等领域的进步，人类对肿瘤的认识也在不断深化。科学家从细胞生物学、遗传学、免疫学等多个角度，对肿瘤的发生、发展和治疗进行了深入研究，肿瘤的治疗效果也随着靶向药物、免疫治疗等新型治疗手段的出现得到了显著提高。然而，肿瘤作为一种复杂的疾病，其治疗仍然面临着诸多挑战，如肿瘤的异质性、耐药性问题等。因此，我们需要继续加强对肿瘤的基础和临床研究，以期找到更有效的治疗方法，提高患者的生活质量。

## 二、我国恶性肿瘤的发病情况与趋势

恶性肿瘤，作为当今人类健康领域面临的一大挑战，其不断攀升的发病率和死亡率无疑给全球公共卫生安全带来了极大威胁。由于城市化、工业化、老龄化及全球化进程的日益加剧，人类的生活环境、职业暴露、饮食习惯、生物学和遗传学因素的影响，全世界恶性肿瘤危险因素暴露的频率与水平不断增长。根据世界卫生组织（WHO）下属国际癌症研究中心（IARC）发布的全球癌症统计数据（GLOBOCAN 2020）显示，2020年全球估计有1 930万例新病例和1 000万例癌症患者死亡。预计到2040年，全球新发癌症将达到2 840万例，与2020年相比增长47%，这一增长趋势无疑对全球公共卫生系统提出了更大的挑战。

在我国，肺癌的威胁尤为突出。据全球肿瘤登记的权威数据报道，肺癌不仅是全球范围内发病率最高的恶性肿瘤，也是我国癌症患者的主要死亡病症。其高发与吸烟、空气污染、职业暴露等多种因素密切相关。与其他西方国家相比，由于人种、饮食习惯、环境等差异，我国的癌症谱也呈现出独特的特点。肺癌、胃癌、肝癌和食管癌在我国最为常见，占所有癌症病例的57%，这给我国公共卫生安全造成了沉重的负担。

面对这一严峻形势，我国正在积极采取行动。为了实现癌症的"三早"——早发现、早诊断、早治疗，我国正在加强癌症筛查和早期诊断技术的研发与应用。例如，推广低剂量螺旋CT进行肺癌早期筛查，以及利用高通量测序技术进行癌症的早期诊断。同时，加强癌症科普教育，提高公众对癌症的认识和重视程度。此外，我国还在不断地提高癌症的治疗水平，通过引进先进的放疗设备和手术机器人、优化综合治疗方案等方式，努力提高癌症的根治率、延长患者的生存期。

## 三、肿瘤的诊断与治疗

### （一）肿瘤的诊断

在医学领域，肿瘤的诊断扮演着举足轻重的角色，因为它直接关系到治疗方案的制订和患者的预后。精确的诊断能够为医生提供明确的指导，使患者获得更加精准和个性化的治疗。传统的肿瘤诊断方法是一种多学科交叉的综合体系，它依赖于临床表现、影像学、实验室和病理诊断等。这种综合诊断方法旨在确保诊断的准确性和全面性，从而为患者提供最佳的治疗方案。

在这些诊断手段中，病理诊断被誉为"金标准"，因为它能够提供最直接、最准确的肿瘤信息。病理诊断通过显微镜下对肿瘤组织进行观察和分析，来确定肿瘤的组织类型、分化程度、恶性程度等关键信息，为治疗方案的制订提供重要依据。这一过程涉及对肿瘤样本的微观结构进行研究，包括细胞形态学、组织结构和分子标记物的检测，从而确保了诊断的高度精确性和可靠性。病理诊断的结果对于选择适当的治疗策略、评估预后以及指导制订个性化的治疗方案至关重要。

肿瘤诊断技术的进步与医学基础学科及信息技术的快速发展密不可分。一个多世纪前，细胞病理学的出现为肿瘤的现代诊断奠定了基础，使医生能够通过显微镜观察到肿瘤细胞的形态和结构，进而初步判断肿瘤的性质。随后，电子显微镜的发明进一步促进了肿瘤诊断的进步，使医生能够观察到肿瘤细胞的亚细胞结构，这为诊断提供了更加丰富的信息。

随着医学技术的飞速发展，免疫组化技术和分子生物学技术等也逐渐应用于肿瘤诊断领域。这些技术能够检测肿瘤组织中的特定蛋白、基因等生物标志物，从而更加准确地判断肿瘤的类型和恶性程度。例如，甲胎蛋白、癌胚抗原、糖类抗原 19-9 等肿瘤特异性抗原在肝癌和消化道肿瘤的筛查中发挥着重要作用。同时，计算机与影像技术的结合显著提高了肿瘤诊断的准确性。CT、超声、MRI 等现代影像技术能够清晰地显示肿瘤在体内的定位和形态，为医生提供更加直观的诊断信息。这些技术不仅可以发现早期肿瘤，还可以在治疗过程中监测肿瘤的变化，为治疗方案的调整提供重要依据。

然而，无论是影像学还是病理学诊断，都存在一定的局限性。这些检查方法主要对肿瘤的形态学特征作出判断，因此在很大程度上依赖于执行诊断医生的经验和技术水平。由于不同的医生之间在经验和技术水平上可能存在差异，他们对同一份检查结果的解读也可能会有所不同，因此可能导致诊断上的偏差。

为了克服这些局限性，肿瘤诊断已经逐步发展到了分子水平。通过对肿瘤组织中的基因、蛋白质等生物标志物的检测，医生能够更加准确地判断肿瘤的类型与恶性程度，从而为治疗方案的制订提供更加精准的依据。同时，分子诊断技术还促进了肿瘤精准治疗的实施，即基于患者的特定病情和基因型制订个性化的治疗方案，以提高治疗效果并减少副作用。

（二）肿瘤的治疗

在传统的肿瘤治疗方法中，手术、放疗和化疗一直占据主导地位。然而，随着医学技术的不断进步，这些治疗手段正在不断地演进和优化。首先，外科手术作为肿瘤治疗中的一项关键方法，近年来已经实现了重大的技术进步。尤其值得一提的是，腔镜手术技术以其微创、恢复快的优势，显著提升了患者的生活质量。目前，腔镜手术伴随着医疗设备的升级和医生技术的提高，已被广泛应用于多种肿瘤的治疗中，包括肺癌、胃癌、肠癌等。这种手术方式不仅显著减轻了患者的身体创伤和痛感，而且提高了手术的安全性与疗效。同时，系统生物学的概念正逐步获得外科学界的关注与认可。系统生物学通过整合分子生物学、细胞生物学及生物信息学等多学科的知识体系，系统分析了生物系统的功能和调控机制。在肿瘤治疗领域，系统生物学为医疗专业人员提供了关于肿瘤发病更为系统和深入的分子机制，这为制订个性化的治疗方案奠定了坚实的基础。在持续强调通过手术根治的同时，医疗专业人员也更加倾向于采用微创技术，以求在确保治疗效果的同时，最大限度地减少对患者的身体损伤。

放疗，作为肿瘤治疗领域的另一种重要手段，近年来也得到了显著的发展。得益于加速器技术以及适形调强放疗技术的广泛应用，放疗的适应证不断扩大，治疗效果也得到了显著提高。适形调强放疗技术能够根据不同肿瘤的形状和大小，精确地调整放射线的辐射剂量和空间分布，使肿瘤组织得到充分照射，同时显著降低放射线对周围正常组织的损伤。

随着人们对肿瘤发病分子机制的理解日益深入，传统的治疗手段已经无法满足所有患者的需求，分子靶向治疗药物开始逐渐崭露头角。针对表皮生长因子受体（EGFR）、血管生长因子受体的单克隆抗体和络氨酸激酶抑制剂等靶向治疗药物已经被应用于临床常见肿瘤的治疗中。这些药物能够针对肿瘤的特定分子靶点进行精确打击，从而实现对肿瘤的有效控制。目前，分子靶向药物治疗已成为现代肿瘤学中进展最迅速、成效最显著的治疗策略之一。

　　尽管如此，分子靶向治疗药物仍面临诸如价格昂贵、潜在耐药性等挑战。因此，未来在肿瘤治疗领域的突破预计将依赖于新型药物研发和系统性治疗方法的进一步完善。除了针对肿瘤本身的治疗之外，针对肿瘤微环境、免疫系统、内分泌系统的治疗也越来越受到重视。近年来，生物治疗作为一种新兴的治疗手段，发展迅速，已先后有免疫治疗药物应用于临床。这种治疗手段通过调节机体的免疫系统或内分泌系统，实现对肿瘤的有效控制，为患者带来了新的希望。

# 脑 瘤

## 一、概述

脑瘤，又称为颅内肿瘤，是指生长于颅腔内的新生物，分为原发性肿瘤和继发性肿瘤两大类。其中，原发性肿瘤占中枢神经系统肿瘤的 80%~90%，椎管内肿瘤占 10%~20%。基于不同的组织起源和病理特征，各种颅内肿瘤的良性与恶性程度及其生物学行为存在差异。成年人中常见的颅内肿瘤包括胶质细胞瘤、脑膜瘤、听神经瘤、垂体腺瘤和转移瘤等，其中老年人以胶质母细胞瘤、听神经瘤和转移肿瘤为主，占比高达 90%。儿童则以小脑的星形细胞瘤、位于小脑中线的髓母细胞瘤、第四脑室的室管膜瘤以及蝶鞍部的颅咽管瘤等较为常见。确诊颅内肿瘤依赖于病理学诊断。在中医学说中，虽然没有直接关于脑瘤的记载，但相关症状主要归类于"头风""头痛""中风""厥逆"等疾病的范畴。

## 二、西医病因及病理机制

### （一）病因

原发性脑瘤的病因目前尚未明确。其发病可能与遗传因素、化学物质、放射线损伤以及病毒感染等多种因素有关。

#### 1. 遗传因素

遗传因素在脑瘤的发病中扮演着重要角色。已有研究证明，伴发于斑痣性错构瘤病的颅内肿瘤与遗传有关。特定地，22q12.3-qter 区域的基因突变与脑膜瘤的发生有关。胶质瘤常表现为染色体 9q、10q、17p 和 22q 上等位基因的缺失。近年来的研究发现，胶质瘤的发生与 19q 上一个肿瘤抑制基因的缺失有关。多形性胶质母细胞瘤可能源于染色体 10 和（或）17 上特定基因的突变，进而发展成为单克隆肿瘤。此外，神经纤维瘤、双侧听神经瘤病、小脑视网膜血管瘤病及结节性硬化可能与基因等因素有关。

### 2. 化学因素

某些脑膜瘤、胶质瘤的发生可能与局部脑组织受损有关。有报道指出，在石油加工业等特定领域中，胶质瘤的发病率少量骤增。此外，一些从事聚氯乙烯生产的工厂职工，如橡胶乳胶厂的工人，脑瘤的患病风险略高。研究已证实，甲基胆蒽、二苯并蒽、苯并芘等化学物质可诱发动物体的胶质瘤，亚硝基类化合物也与脑胶质瘤的发生有关。

### 3. 放射线损伤

许多学者认为放射线具有诱发脑肿瘤的潜力，并且脑肿瘤的发生风险与所接受射线的剂量呈正相关。

### 4. 病毒感染

多种病毒，包括罗斯肉瘤病毒、乳头多瘤空泡病毒、反转录病毒和人腺病毒等，已被证实能诱发动物脑胶质瘤。此外，有报道指出，获得性免疫缺陷综合征（AIDS）患者和一些长期接受免疫抑制治疗的患者原发性脑瘤的发病率明显增加。

### 5. 其他

在胚胎发育过程中，部分细胞或组织可能停止生长并残留于颅内，这些残留组织日后可能发展为脑瘤，此为先天性脑瘤。虽然这类脑瘤具有胚胎组织残留的特征，但其增殖仍可能会受其他因素影响。

### （二）病理机制

脑瘤，实际上是一个涵盖几十种脑疾病的总称。脑瘤最常发生于大脑半球，其次为蝶鞍区、小脑、桥小脑角、脑室内、脑干等部位。按病理组织学类型分类，神经胶质瘤最为常见，占脑瘤的 $1/3 \sim 1/2$，其次是脑膜瘤、垂体瘤、神经鞘瘤、垂体腺瘤、颅咽管瘤、转移瘤、血管瘤等。传统上的"良性""恶性"及"转移"概念并不完全适用于脑瘤。脑瘤的预后受发病年龄、发生部位以及能否手术切除等因素影响。虽然颅内原发肿瘤多数为良性，但由于发生部位的关系，后果常比较严重。同时，在病理组织学上，良、恶性界限常不清楚。某些分化很好的肿瘤可能没有包膜，而许多浸润肿瘤的生长速度可能缓慢，在组织学特征上与良性肿瘤相似。此外，大多数肿瘤通过膨胀与浸润两种方式生长。

### 三、中医病因及病理机制

颅内肿瘤位于脑部，与肝、脾、肾等脏腑功能密切相关。其主要致病因素包括风、毒、痰、瘀、虚。外感邪毒和饮食不洁是脑瘤发生的主要外部因素，而情志失调和正气亏虚则是脑瘤发生的主要内部因素。

中医理论认为，"脑为髓海""肾主骨，骨生髓"，诸髓者属脑，脑为奇恒之腑，诸阳之汇，位高者属阳。风为阳邪，易袭阳位。风上入脑，久伏为毒，发为脑瘤。饮食不节，嗜食肥甘或生冷，脾胃运化失司，痰湿内生，久则化毒，挟风上扰脑络，发为脑瘤。情志不畅，郁怒伤肝，气机逆乱，气血运行不畅，日久化为痰毒，瘀结于脑而成脑瘤。先天不足、后天失养，脾气亏虚，痰湿内生，久病耗伤肝肾之阴，血涸为瘀，内风挟瘀上扰，瘀结蕴毒，发为脑瘤。

### 四、诊断

（一）病史采集

1. 有无颅内压增高症状

颅内压增高可表现为头痛、呕吐及视觉障碍。其中，呕吐通常呈喷射状，视觉障碍可能包括视力、视野和眼底的改变。此外，还可能出现头晕、复视、精神症状等。

2. 有无肿瘤压迫或浸润脑组织所产生的局部神经功能障碍

肿瘤压迫或浸润脑组织可能导致局部神经功能障碍。例如，如果病变位于中央区，则可能出现对侧肢体的运动和感觉障碍。若病变发生在优势半球，则伴有不同类型的失语。如果肿瘤生长在脑干，早期可能会出现交叉性瘫痪。小脑肿瘤可能导致平衡失调，颞叶肿瘤会出现第Ⅲ、Ⅳ脑神经障碍，而额叶肿瘤常伴有精神症状，如性格改变、注意力不易集中、记忆力减退或情感淡漠等。

3. 有无内分泌功能异常的表现

内分泌功能异常可能表现为以下症状：垂体腺瘤患者因为生长激素分泌过多，可能出现巨人症或肢端肥大症，催乳素分泌过多可能导致闭经、溢乳或不育，促肾上腺皮质激素（ACTH）分泌过多则可能引起向心性肥胖和高血压等。当病情严重时，患者常出现内分泌功能低下的表现，如性欲减退、全身乏力、闭经、不育等。鞍内型颅咽管瘤在早期可能直接压迫垂体组织，导致生长发育迟缓、性功能障碍和尿崩等症状。

4. 有无颅外其他系统症状

颅内转移瘤患者可能伴有与原发病灶相应的症状。

（二）物理检查

在进行一般体格检查时，应注意是否存在内分泌障碍、皮下结节、皮肤瘘、血管痣以及原发肿瘤的体征等。此外，应认真进行神经系统检查，包括神经眼科检查。

（三）辅助检查

1. CT 检查

虽然 CT 分辨率不如 MRI，但它价格低、速度快。使用造影剂增强后，CT 能够检测到直径仅为 5 mm 的肿瘤、脑膜瘤、黑色素瘤、原发性淋巴瘤以及伴有自发出血的肿瘤等。对于密度较正常脑实质高的肿瘤，CT 平扫能直接显示出来。对于诊断不能确定的患者，通过静脉注射含碘造影剂进行对比增强后，可以提高肿瘤区域的密度，从而增加诊断的准确性。

2. MRI 检查

MRI 检查是怀疑脑瘤时的首选影像学检查方法。它能够清晰地显示后颅底、脑干和小脑的肿瘤。此外，MRI 还能够显示出绝大多数的颅内肿瘤及瘤周水肿。

3. PET 检查

PET 检查在颅内肿瘤的诊断中具有特殊意义。当脑实质内肿瘤无法通过头颅 CT 和 MRI 进行鉴别时，PET 可以在病灶部位显示出异常的高代谢区。此外，PET 还可用于鉴别脑胶质瘤与颅内炎症、脑缺血等病变。

4. 脑血管造影

脑血管造影可选择性地显示颈内动脉和椎动脉及其分支，从而帮助手术医师了解脑瘤局部的血管解剖。

5. 腰椎穿刺

腰椎穿刺是诊断脑膜癌的常用检查手段。通过观察脑脊液中是否存在恶性细胞，可以明确诊断。此外，大部分中晚期患者出现颅内压增高时，脑脊液中的蛋白含量可能会增加。

6. 实验室检查

肿瘤标志物、生长激素、催乳素、皮质醇、ACTH、甲状腺激素等指标对于诊断具有重要价值。

（四）诊断要点

根据患者的病史和神经系统检查的初步印象，选用一种或多种合适的辅助检查方法，可以确定肿瘤的位置，并进一步判断肿瘤的性质。首选的检查方法是 CT 扫描和 MRI 扫描检查，必要时也可以采用 PET 检查。脑瘤的最终确诊依赖于病理组织学诊断。

（五）分型

颅内肿瘤的分类较为复杂，WHO 曾分别于 1993 年、2000 年和 2007 年组织专家对中枢神经系统肿瘤的分类进行了 3 次修订。

1. 神经上皮性肿瘤

（1）星形细胞肿瘤。

（2）少突胶质细胞的肿瘤。

（3）混合性胶质瘤。

（4）室管膜肿瘤。

（5）脉络丛肿瘤。

（6）不明起源的神经胶质肿瘤。

（7）神经元和混合神经元—胶质肿瘤。

（8）松果体实质肿瘤。

（9）胚胎性肿瘤。

2. 颅内及脊柱旁神经肿瘤

（1）雪旺细胞瘤（神经鞘瘤）。

（2）神经纤维瘤。

（3）神经束膜瘤。

（4）恶性外周性神经鞘膜瘤（MPNST）。

3. 脑膜肿瘤

（1）脑膜皮细胞肿瘤。

（2）间叶性非脑膜皮肿瘤。

（3）脑膜原发性黑色素细胞病变。

（4）与脑膜相关的其他肿瘤。

4. 淋巴瘤和造血肿瘤

（1）恶性淋巴瘤。

（2）浆细胞瘤。

（3）颗粒细胞肉瘤。

5. 生殖细胞肿瘤

（1）胚生殖细胞瘤。

（2）胚胎癌。

（3）卵黄囊瘤。

（4）绒毛膜上皮癌。

（5）畸胎瘤。

（6）混合性生殖细胞肿瘤。

6. 鞍区肿瘤

（1）颅咽管瘤。

（2）颗粒细胞瘤。

（3）垂体细胞瘤。

（4）腺垂体梭形细胞嗜酸性细胞瘤。

7. 转移瘤

（六）临床分期

1. TNM 国际分期［国际抗癌联盟（UICC 1997）］

由于颅内缺乏向外的淋巴管道，所以颅内肿瘤的颅外转移较为少见。因此，临床上一般只采用脑瘤 TM 分期来评估颅内肿瘤的严重程度和扩散情况。

（1）原发肿瘤（T）分期

$T_x$：原发肿瘤不能确定。

$T_0$：未发现原发肿瘤。

1）幕上肿瘤

$T_1$：肿瘤最大径≤5 cm，局限在一侧。

$T_2$：肿瘤最大径>5 cm，局限在一侧。

$T_3$：肿瘤侵犯或侵占脑室系统。

$T_4$：肿瘤越过脑中线，侵犯对侧脑半球或侵犯幕下。

2）幕下肿瘤

$T_1$：肿瘤最大径≤3 cm，局限在一侧。

$T_2$：肿瘤最大径>3 cm，局限在一侧。

$T_3$：肿瘤侵犯或侵占脑室系统。

$T_4$：肿瘤越过脑中线，侵犯对侧脑半球或侵犯幕上。

（2）远处转移（M）分期

$M_x$：远处转移不能确定。

$M_0$：无远处转移。

$M_1$：有远处转移。

（3）组织病理分级（G）

$G_x$：分化程度不能确定。

$G_1$：高分化。

$G_2$：中分化。

$G_3$：低分化。

$G_4$：未分化。

（4）R 分类：用 R 表示治疗后有无残留肿瘤

$R_x$：残留肿瘤有无不能确定。

$R_0$：无残留肿瘤。

$R_1$：显微镜下有残留肿瘤。

$R_2$：肉眼可见残留肿瘤。

2. 脑瘤的临床分期（表1）

**表 1　脑瘤的临床分期**

| 分期 | G | T | M |
|---|---|---|---|
| Ⅰ A 期 | $G_1$ | $T_1$ | $M_0$ |
| Ⅰ B 期 | $G_1$ | $T_{2\sim3}$ | $M_0$ |
| Ⅱ A 期 | $G_1$ | $T_1$ | $M_0$ |
| Ⅱ B 期 | $G_2$ | $T_{2\sim3}$ | $M_0$ |
| Ⅲ A 期 | $G_3$ | $T_1$ | $M_0$ |
| Ⅲ B 期 | $G_3$ | $T_{2\sim3}$ | $M_0$ |
| Ⅳ期 | $G_{1\sim3}$ | $T_4$ | $M_0$ |
| | $G_4$ | 任何 T | $M_0$ |
| | 任何 G | 任何 N | $M_1$ |

继发性颅内肿瘤是由原发性肿瘤远处转移而来的，无论瘤体大小或多少，均被视为晚期（$M_1$），预后通常不佳。

（七）中医证型

1. 瘀毒内结证

（1）主要证候：①头痛头胀如锥如裂，喷射状呕吐。②口唇、面色紫黯。

③舌红有瘀斑。

（2）次要证候：①口苦、尿黄。②大便干燥。③脉弦数。

具备主证第 1 项及主证 2、3 项中至少 1 项加次证 1 项。

2. 肝肾阴虚证

（1）主要证候：①头晕、头疼。②颧红盗汗、五心烦热。③抽搐震颤、舌强失语。④昏迷项强、斜视吊睛。⑤脉弦细数。

（2）次要证候：①耳鸣、目眩。②咽干口燥。③大便干结。④舌红少苔。

具备主证 2 项、次证 2 项。

3. 痰湿阻滞证

（1）主要证候：①头痛、头晕。②咳嗽痰多、喉中痰鸣。③谵妄、神昏。④舌强不语或肢体麻木、半身不遂。

（2）次要证候：①身体困重。②舌胖、苔白腻。③脉弦滑。

具备主证 2 项、次证 1 项。

4. 脾肾阳虚证

（1）主要证候：①头晕目眩、精神不振。②腰膝酸软、形寒肢冷。③少气懒言、倦怠乏力。

（2）次要证候：①多饮、多尿。②舌质淡、苔白润。③脉沉细无力。

具备主证 2 项、次证 2 项。

5. 气阴两虚证

（1）主要证候：①头晕、头疼、乏力。②颧红盗汗、五心烦热。③抽搐震颤、舌强失语。④昏迷项强、斜视吊睛。⑤脉弦细数。

（2）次要证候：①耳鸣目眩。②咽干口燥。③大便干结、无力排便。④舌红少苔。

具备主证 2 项、次证 2 项。

## 五、鉴别诊断

（一）西医鉴别诊断

1. 脑血管意外

卒中型颅内肿瘤可能表现为突发偏瘫、失语等症状，这些症状容易与脑血管意外相混淆。然而，脑血管意外的患者一般年龄较大，多有高血压病史，并且无前驱症状，可行相关影像学检查进行鉴别。

2. 脑脓肿

多数患者有感染病史，并呈现脑膜刺激征阳性。CT扫描可见低密度影，病灶周围呈环形增强现象。

3. 脑寄生虫

脑寄生虫感染者通常具有病原接触史。血清学检查，如相关补体结合试验及寄生虫虫卵等病原学检测可呈阳性结果。

4. 慢性硬脑膜下血肿

慢性硬脑膜下血肿可能导致颅内压增高、进行性意识障碍和偏瘫等症状，这些症状与颅内肿瘤的表现相似。然而，慢性硬脑膜下血肿通常伴有外伤史，且症状进展慢且轻。影像学检查可用于鉴别诊断。

5. 癫痫

癫痫是颅内肿瘤的常见症状之一，需要与特发性癫痫进行鉴别。特发性癫痫起病较早，20岁之后发病的情况较少，且不伴有颅内压增高症状及局灶性体征，脑电图可见痫性放电。然而，对于不典型的病例应行影像学检查进行鉴别。

6. 假脑瘤

患者常表现出颅内压增高症状，但无局灶性体征。病情进展缓慢，有自发缓解期，但常反复发作。其脑脊液检查正常，腰穿放液后，上述症状可明显改善。此外，各种影像学检查通常无法检测到肿瘤病灶。

（二）中医类证鉴别

在中医学文献中，无脑瘤的明确记载，需要对脑瘤引起的主要症状进行鉴别。

1. 头痛与眩晕鉴别

头痛与眩晕可能单独出现，也可能同时出现。二者区别在于，头痛病因包括外感与内伤两个方面，而眩晕则是以内伤为主。在临床表现上，头痛主要表现为疼痛，且以实证较为常见；眩晕则是以昏眩为主，以虚证较为常见。

2. 眩晕与厥证鉴别

厥证的表现特征包括突然昏仆、不省人事，有时伴有四肢厥冷。发作后，患者通常在短时间内逐渐苏醒，且苏醒后无偏瘫、失语、口舌歪斜等后遗症。严重的情况下，患者也可能会因厥证发作而死亡。相比之下，眩晕发作严重时，患者也有欲仆或眩晕仆倒表现，这与厥证相似。但不同的是，眩晕发作一般不会导致昏迷、不省人事。

3. 中风与厥证鉴别

厥证也表现为突然昏仆、不省人事，通常其神昏状态持续时间短暂。在发作时，患者常伴有四肢逆冷的症状，但多数情况下，患者能够在一段时间后自行苏醒。苏醒后，一般不会出现半身不遂、口眼㖞斜、言语不利等后遗症。

4. 中风与痫证鉴别

痫证发作通常起病急骤，患者会突然昏仆倒地，这一点与中风相似。但痫证为阵发性神志异常的疾病，卒发仆地如猪羊啼叫、四肢频抽、口吐白沫；而中风者则仆地无声，且一般无四肢抽搐和口吐涎沫的表现。痫证所致神昏通常为时短暂，患者在一段时间后可自行苏醒，苏醒后状态与常人无异，但可能会再次发作；而中风患者昏仆倒地后，其神昏症状严重，持续时间长，且难以自行苏醒。此外，中风常伴有半身不遂、口眼㖞斜等症状，这也与痫证不同。

## 六、治疗

### （一）治疗原则

对于原发性脑瘤，手术切除和放疗是最基本的治疗方法。然而，这些方法离根治仍有较大距离。为了进一步提高疗效，需要选用化疗、中医治疗和免疫治疗等综合治疗方法。对于转移性的脑肿瘤，应在治疗原发性肿瘤的基础上，同时加用放疗、化疗、中医及手术等综合治疗。对于不能手术的晚期患者，应以中西医药物为主进行综合治疗，以改善症状、提高患者的生活质量、延长患者的生命。

### （二）中医治疗

1. 辨证论治

（1）瘀毒内结证

治则：化瘀解毒，清热泻火。

方药：血府逐瘀汤合龙胆泻肝汤加减（车钱草、生地黄、木通、夏枯草、龙胆草、川芎、当归、桃仁、红花、赤芍、枳壳、柴胡、栀子、牛膝）。

（2）肝肾阴虚证

治则：滋补肝肾、潜阳熄风。

方药：杞菊地黄丸合镇肝熄风汤加减（生牡蛎、生龟甲、生赭石、枣皮、女贞子、白芍、玄参、生地黄、熟地黄、山药、泽泻、茯苓、枸杞、杭菊、怀牛膝、钩藤）。

（3）痰湿阻滞证

治则：祛痰化湿，通络开窍。

方药：涤痰汤合五苓散加减（瓜蒌、猪苓、车前子、茯苓、青礞石、威灵仙、胆南星、法半夏、陈皮、枳实、苍术、白术、菖蒲、郁金、竹茹、焦术）。

（4）脾肾阳虚证

治则：温补脾肾，补脑填髓。

方药：金匮肾气丸加减（猪苓、车前子、熟地黄、枣皮、茯苓、菟丝子、益智仁、泽泻、牛膝、鹿角胶、补骨脂、白术、附子、肉桂）。

（5）气阴两虚证

治则：益气养阴，补脑填髓。

方药：滋阴益气汤加减（生晒参、党参、黄芪、麦冬、生地黄、五味子、柴胡、山药、陈皮、云苓、生甘草）。

根据不同症状，采用不同的药物加减：颅内压增高者，可以加用大剂量的车前子、白茅根、泽泻、猪苓、六一散；呕吐剧烈者，可以加用代赭石、半夏、竹茹、生姜、吴茱萸；有视力障碍者，可加用枸杞、杭菊花、青葙子；抽搐震颤者，可加用全蝎、蜈蚣、钩藤、天麻、僵蚕、晚蚕沙；神昏者，可加用苏合香丸、清开灵、至宝丹等；偏瘫者，可加用地龙、鸡血藤、桑枝等活血通络；大便秘结者，可加用生大黄、芒硝、火麻仁、桃仁、番泻叶等；头痛剧烈者，可加用如川芎、全蝎、三七、白芷、元胡、罂粟壳、半枝莲、白花蛇舌草、金剪刀等通血活络、抗癌止痛之品。

2. 静脉注射中成药治疗

（1）榄香烯注射液：①颈动脉灌注+静脉给药，适用于颈内动脉供血区病变。榄香烯 600 mg 隔日动静脉交替使用，1 个月为一疗程。②局部用药+静脉用药，局部每次抽取囊液低容积注入药液，每周 2~3 次，静脉用药同上，1 个月为一疗程。③单纯静脉用药适用于椎基底动脉供血肿瘤，采用静滴方式，每次 600 mg，每日 1 次，持续 1~10 天（配合化疗药物使用）。此疗法具有一定的抗肿瘤作用，能提高化疗药物的疗效并减轻其不良反应，同时提高机体的免疫力并改善患者的生活质量。此疗法适用于各期脑肿瘤。

（2）鸦胆子油乳注射液：静滴，3 g 注射液加入 250 mL 0.9%生理盐水中，每日 1 次，30 天为一疗程。该药物为细胞周期非特异性抗癌药，能抑制肿瘤细胞生长并提高机体免疫力，尤其适用于脑肿瘤、脑转移性瘤的治疗。然而，有临床报道显示，该药物可能会导致肝功能受损。

（3）参芪注射液：静滴，20~60 mL 注射液加入 250 mL 5%葡萄糖注射液中，每日 1 次，5 周为一疗程。该药物具有益气健脾、减少化疗药物的消化道反应和骨髓抑制等作用，还能适当提高化疗药物的疗效。适用于脾胃虚寒、气血双亏型脑肿瘤。

（4）香菇多糖注射液：静滴，1 mg 注射液加入 250~500 mL 0.9%生理盐水或 5%葡萄糖注射液中，每周 2 次，8 周为一疗程。该药物能提高肿瘤患者机体的免疫力，改善患者生活质量，对放化疗有减毒增效的作用。适用于各期脑肿瘤。

（5）人参多糖注射液（百扶欣）：静滴，12~24 mg 加入 250~500 mL 0.9%生理盐水或 5%葡萄糖注射液中，每分钟 40~60 滴，每日 1 次，1~30 天（可配合化疗药物使用）。该药物能提高化疗药物疗效、减轻药物不良反应，并能提高机体免疫力。适用于各期脑肿瘤。

（6）康艾注射液：成分为黄芪、人参、苦参素。静脉滴注，40~60 mL，用 250~500 mL 5%葡萄糖注射液或 0.9%生理盐水稀释后使用，每日 1~2 次，30 天为一疗程。该药物可益气扶正、增强机体的免疫功能。

3. 口服中成药

（1）慈丹胶囊：口服，每次 1.35 g，每日 4 次，1 个月为一疗程。该药物具有化瘀解毒、消肿散结、益气养血、抗肿瘤的功效。适用于治疗各期脑肿瘤，孕妇禁用。

（2）扶正消瘤汤颗粒剂：温开水冲服，每日 1 剂，分 2~3 次冲服。适用于各期脑肿瘤。

（3）化癥回生片：口服。每次 2.60~3.12 g，每日 2 次。1 个月为一疗程，或遵医嘱。该药物以活血化瘀，消积为主，适用于治疗各期脑肿瘤。孕妇禁用。

（4）至灵胶囊：口服，每次 2~3 粒，每日 2~3 次，或遵医嘱。适用于各期脑肿瘤。

（5）贞芪扶正胶囊：口服，每次 6 粒，每日 2 次，或遵医嘱。适用于治疗脑肿瘤放化疗引起的骨髓造血功能抑制、血细胞减少。

（6）滋阴益气汤颗粒剂：温开水冲服，每日 1 剂，分 2~3 次冲服。适用于治疗气阴两虚型的脑肿瘤患者。

4. 针灸治疗

脑肿瘤引起的偏瘫，除给予手术、放疗及化疗外，还可以按照中风偏瘫，给予适当的针灸治疗，以促进肢体的恢复。

（1）针刺操作：选择双侧合谷、曲池、肩髃、足三里、三阴交、环跳、殷门、委中、昆仑等穴位，采用平补平泻法，留针 40 分钟，每日 1 次。

（2）电针治疗：选穴同上，加用脉冲电流（40～120 mV，电流小于 1 mA）。

（3）穴位注射：在上述穴位注入当归注射液或川芎注射液或麝香注射液，每个穴位注入 0.25～0.50 mL，每日 1 次，7～10 天为一疗程，连续 2～3 个疗程。

5. 癌性疼痛外治法

（1）中药外治处方：止痛散（蟾酥 100 g，蜈蚣 5 条，冰片 20 g，净麝香 1 g）。

（2）操作方法：将蟾酥、蜈蚣、冰片、净麝香粉碎，过 400 目筛，充分混匀。取药粉 10 g 用鸡蛋清调匀，放置 10～15 分钟。取疼痛明显部位及神阙穴为贴敷部位，将已调好的药物均匀涂抹于小纱布上，敷于上述部位，用胶布固定。早晚各 1 次，每次 6 小时，1 周为一疗程。

6. 中药灌肠治疗

该疗法适用于脑肿瘤患者伴有便秘、腹泻者。

（三）西医治疗

1. 外科手术治疗

外科手术治疗是治疗脑肿瘤最基本的方法。其治疗原则是在保存神经重要功能的前提下尽量地切除肿瘤。对于较小的表浅肿瘤应争取全部切除；而位于额极、颞极或小脑半球的肿瘤，可以考虑将脑叶与肿瘤一并切除。对于重要功能区的肿瘤，应瘤内切除，以保护脑的重要功能。然而，仍有部分病例由于涉及重要结构或位于特殊部位，无法进行手术切除。对于这些病例，可采用如脑脊液分流术、颅减压术等姑息性手术，以暂时缓解增高的颅内压，并为其他辅助治疗创造较好的条件。

2. 化疗

化疗适用于各种类型的胶质瘤和生殖细胞瘤。治疗时，通常选用高脂溶性、能透过血脑屏障的化疗药物，如替尼泊苷（VM26）、洛莫司汀（CCNU）、卡莫司汀（BCNU）、尼莫司汀（ACNU）及丙卡巴肼（PCB）等，博来霉素（BLM）、氨甲蝶呤（MTX）、长春新碱（VCR）和顺铂（DDP）等药物一般与其他药物联用。

（1）PVC 方案：PCB+CCNU+VCR。

（2）MCV 方案：MTX+CCNU+VCR。

（3）单药化疗：BCNU。

（4）单药化疗：PCB。

3. 放疗

放疗的适应证有脑转移瘤；手术未能彻底切除的肿瘤；肿瘤位于中脑、脑桥、皮质运动区等极重要的部位，手术切除危及患者生命；有明确的临床证据但无组织学证据，例如脑干肿瘤；手术完全切除后复发，无再次手术指征的肿瘤；垂体肿瘤。

（1）胶质瘤：①星形细胞瘤：Ⅰ级，手术未完全切除者可给局部野放疗；Ⅱ级以上手术未完全切除者，必须行术后放疗，先给予局部扩大野或全颅照射40 Gy（4周），然后缩野追加照射至总量为55~60 Gy（5~6周）。②少突胶质细胞瘤：如手术后病灶有残留，则行术后放疗，剂量为60~65 Gy（6~7周）。③室管膜瘤：多数病例手术不能完全切除，术后应行放疗。对低分化的幕下肿瘤应行全中枢系统照射加局部加量照射；对幕上病例只照射脑室系统，剂量为50~55 Gy（6~7周）。④髓母细胞瘤：对放射高度敏感，行全中枢系统照射加局部加量照射。一般全脑、全脊髓剂量为30 Gy（3~4周），瘤床局部加量20~25 Gy（2~3周）。

（2）非胶质瘤：①脑膜瘤：对分化差或手术不彻底及脑膜肉瘤者术后可做放疗，剂量为45~50 Gy（5~6周）。②颅咽管瘤：行术后放疗，剂量为50~65 Gy（6~7周）。③脊索瘤：行术后放疗可抑制肿瘤生长，减轻症状，剂量为50 Gy（6~7周）。④松果体瘤：如为生殖细胞瘤则行全中枢神经系统照射加局部加量照射，全脑、全脊髓剂量为30 Gy（3~4周），原发灶局部总量为50 Gy（5~6周）。良性肿瘤则适于手术切除，不宜手术则局部加量照射至55 Gy（5~6周）。

（3）垂体腺瘤

对手术未能全切除的患者可行术后放疗；对小的或中等大小的肿瘤，或轻度向鞍上扩展而无明显视野改变者，或因其他疾病不宜手术者，可行单纯放疗。剂量为45~50 Gy（4.5~5周）。

（4）脑转移性肿瘤

一般行全脑照射30~40 Gy（2~3周），对单个病灶可缩野追加10~20 Gy（1~2周）。

（四）疗效标准

1. WHO疗效测量指标

（1）可测量病灶评定：①完全缓解（CR）：脑肿瘤可见病灶经治疗后完全

消失，不少于 4 周。②部分缓解（PR）：脑肿瘤可见病灶经治疗后缩小 50% 以上，且持续缓解达 4 周或 4 周以上，同时无新病灶出现。③稳定或无变化（NC）：脑肿瘤可见病灶经治疗后缩小不超过 50% 或增大不超过 25%。④进展（PD）：一个或多个病灶经治疗后范围增大超过 25% 或出现新病灶。

（2）不可测量病灶评定：①完全缓解（CR）：脑肿瘤所有可见病灶经治疗后完全消失，不少于 4 周。②部分缓解（PR）：脑肿瘤病灶经治疗后估计缩小 50% 以上，且持续缓解达 4 周或 4 周以上，同时无新病灶出现。③稳定或无变化（NC）：病变无明显变化维持 4 周，或肿瘤增大估计不足 25%，或缩小不到 50%。④进展（PD）：出现新病灶或病灶估计增大不少于 50%。

2. 远期疗效指标

（1）缓解期：自达到 PR 疗效之日至肿瘤复发不足 PR 标准之日为止的时间为缓解期。通常以月计算，将各个缓解病例的缓解时间（月）列出，由小到大排列，取其中间数值（月）即为中位缓解期，按统计学计算出中位数。

（2）生存期：从治疗开始之日起至死亡或末次随诊之日为生存期或生存时间，一般以月或年计算，中位生存期的计算方法与上同。

（3）生存率：N 年生存率 = 生存 N 年以上的病例数 ÷ 随诊 5 年以上的总病例数 ×100%。

3. 生活质量评价标准

手术和放化疗治疗后的疗效评价以生活质量改善为标准，采用 EORTC（欧洲癌症治疗研究组织）-QLQ-C30 量表，该表为自评式生活质量表，共 30 个项目，包括 6 个功能量表：躯体功能、角色功能、认知功能、情绪功能、社会功能、总体健康状况等。它从机体功能、心理状态、社会状态和自觉状态等多个角度对患者进行评价。

评价方法：于治疗前和各个观察周期分别将上述 6 个评价项目的各分值相加，得出各个项目的总得分。疗效百分比 = （治疗前总得分-治疗后总得分）÷ 治疗前总得分 ×100%。

显效：积分减少 ≥75%。

有效：50% ≤ 积分减少 <75%。

稳定：25% ≤ 积分减少 <50%。

无效：积分减少 <25%。

# 鼻 咽 癌

## 一、概述

鼻咽癌是一种起源于鼻咽部上皮的恶性肿瘤，其确诊主要依赖于病理诊断。无论在高发区还是低发区，鼻咽癌都占据了鼻咽部恶性肿瘤的绝大部分比例。由于鼻咽癌的病变部位较为隐蔽，古代缺乏必要的器械进行检查，因此没有专门的病名和论述。然而，在古代医著关于"失荣""瘰疬""上石疽"等病症的记载中，可以找到与鼻咽癌常见症状相似或相关的描述。

鼻咽癌是一种地区分布极不均衡的肿瘤，可见于五大洲的许多国家和地区。虽然在世界上的绝大多数地区，鼻咽癌的发病率低于1/10万，但在我国，鼻咽癌是常见的恶性肿瘤之一，其发病率和死亡率居恶性肿瘤的第八位，常见于我国广东、广西、湖南、福建、江西等南方地区，尤其是广东的中部和西部的肇庆、佛山及广州地区。在这些发病区域中，男性鼻咽癌的发病率均超过女性，男女之比为（2~3）：1，40~60岁为高发年龄组。

临床诊断鼻咽癌主要依据病史和症状、血清学检测、X线检查、B超、CT、MRI检查以及鼻咽光导纤维镜检查等方法。鼻咽癌的首选治疗方法是放疗，并可配合化疗、中医中药及免疫治疗以防止远处转移、提高放疗敏感性并减少放疗并发症。

## 二、西医病因及病理机制

### （一）病因

鼻咽癌的发生被普遍认为是病毒、环境及遗传因素相互作用的结果。1966年，有学者首次从鼻咽癌患者的血清中检测到EB病毒抗体。后续研究证明，不同种族和地区的鼻咽癌病例中，EB病毒抗体的水平均显著高于对照人群。

然而，从感染到癌变的具体机制尚不清楚。

大量的流行病学调查证实，环境污染物和职业性接触有害物质，如亚硝胺类、工业烟尘、厨房油烟气、木尘、微量元素镍和硒，以及氧自由基和脂质过氧化物等，都可以诱发鼻咽癌。此外，过度摄入盐腌食品、煎炸食品、烧烤食品和各类膨化食品等也都与鼻咽癌的发病有关。同时，多项流行病学的研究证实，吸烟与鼻咽癌显著相关。患有慢性耳、鼻、喉及上呼吸道疾病的人群，其鼻咽癌患病风险大约增加 2 倍。

鼻咽癌患者中存在种族及家族聚集现象。在全球三种主要人群中，黄种人的鼻咽癌发病率最高，其次是黑种人，白种人最低。侨居国外的华人，鼻咽癌的患病率亦高于当地人，且其后代仍保持着较高的鼻咽癌患病率。鼻咽癌具有明显的家族聚集性，约 10% 的鼻咽癌患者有家族史，患者的一级亲属的发病率是对照组人群的 4~10 倍。

（二）病理机制

1. 大体病理形态

（1）结节型：肿瘤呈结节或肿块状，临床上较为常见。

（2）菜花型：肿瘤呈菜花状，血管丰富，容易出血。

（3）溃疡型：肿瘤边缘隆起，中央部分坏死凹陷，临床上较少见。

（4）黏膜下浸润型：肿瘤向腔内突起，左右不对称，肿瘤表面有正常黏膜组织覆盖。

2. 组织学分类及分级

（1）原位癌。

（2）浸润癌：①微小浸润癌。②鳞状细胞癌（高度分化的鳞状细胞癌、中度分化的鳞状细胞癌、低度分化的鳞状细胞癌）。③腺癌。④泡状核细胞癌。⑤未分化癌。

## 三、中医病因及病理机制

中医认为，鼻咽癌的发生与机体内外各种致病因素有关，如先天禀赋不足、正气虚弱、情志不遂、饮食不洁等，这些因素导致脏腑功能失调，进而使邪毒乘虚而入，凝结而成癌肿。《外科正宗》曰："鼻痔者，由肺气不清，风湿瘀滞而成……脑漏者又名鼻渊，总因风寒凝入脑户，与太阳湿热交蒸乃成。"《医宗金鉴》中指出失荣（恶性淋巴瘤等恶性肿瘤）是"由忧思、恚怒、气郁、血逆与火凝结而成"。《外科正宗》认为，"忧郁伤肝，思虑伤脾，积想在心，所愿不得志者，致经络痞涩，聚结成核""失荣者，先得后失，始富终贫，亦有虽居富贵，其心或因六欲不遂，损伤中气，郁火相凝，隧痰失道停结而成"。《黄帝内经》有云："邪之所凑，其气必虚。"《外证医案》有载："正气虚则成岩。"吴谦在《医宗必读》中指出："积之成也，正气不足而后邪居之。"可见，鼻咽癌发生的根本原因在于正气内虚，再因外感风寒湿热时邪，肺气不宣，以致肺热痰火互结；或因过食肥甘、嗜酒、饮食不洁，损伤脾胃，脾失运化，水湿内停，聚而成痰，日久郁而火，痰火互结；或因情志不遂，肝失疏泄，气机不畅，脾失健运生痰，气郁日久化火，气滞血行受阻，致痰瘀火毒互结，日久发为鼻咽癌。

鼻咽癌多属本虚标实之证，本虚以阴虚、血虚、气虚为主，标实以痰浊、毒热、瘀血为患。本病初起时，证型以邪实为主；中期时，证型大多属本虚标实，虚实夹杂；晚期时，证型以正虚为主。本病的病位在鼻，与肺、脾、肝、肾密切相关。

## 四、诊断

### （一）病史采集

#### 1. 鼻部症状

早期可出现回吸性痰中带血或擦鼻时鼻涕带血，晚期表现为大出血。随着瘤体增大，可阻塞后鼻孔，引起鼻塞，最初为单侧，随后可能发展为双侧。

#### 2. 耳部症状

肿瘤压迫咽鼓管口，常导致该侧耳鸣、耳门阻塞及听力障碍等症状。

#### 3. 颈部淋巴结肿大

颈部淋巴结转移主要发生在颈深淋巴结上群，起初为一侧，随后逐渐发展至对侧。肿块呈无痛性、质硬、活动度差的特点，并可进行性增大。稍晚期，颈部淋巴结中群、下群可能受到累及，并互相融合形成巨大肿块。

#### 4. 头痛

头痛部位通常位于颞顶部、顶枕部、额部或呈现普遍性头痛，常见形式为持续性钝痛。

#### 5. 脑神经症状

肿瘤常侵犯第Ⅴ脑神经、第Ⅵ脑神经，随后可能累及第Ⅳ、第Ⅲ及第Ⅱ脑神经，引起偏头痛、面部麻木、复视、上睑下垂和视力下降等症状。

6. 其他症状

询问与鼻咽癌发病可能相关的因素，如遗传因素、地理环境、生活习惯、某些化学致癌物质的刺激及某些微量元素摄入的不平衡（高镍饮食）等。

（二）物理检查

1. 头颈部检查

应检查鼻腔、口咽、外耳道、鼓膜、眼眶、软腭是否存在癌肿向外扩展的现象。

2. 眼部检查

检查是否存在视力减退或丧失、突眼、眶内肿块、上睑下垂伴眼球固定等症状。

3. 颈部淋巴结检查

检查是否存在单侧或双侧颈部淋巴结肿大的情况。

4. 脑神经检查

检查是否有脑神经受累的表现。

5. 全身检查

检查有无远隔部位转移表现。远处转移常见于骨、肺、肝等部位。

（三）辅助检查

1. 鼻咽镜检查

包括间接鼻咽镜、纤维鼻咽镜、鼻内镜检查。

2. 组织病理学检查

这是明确诊断的依据。应尽量在鼻咽原发灶取活组织送检，在暂时找不到原发病灶的情况下，可行颈部淋巴结活检，以便进一步寻找原发灶而明确诊断。

3. 影像诊断学检查

例如 X 线检查、CT 或 MRI 检查等。

4. EB 病毒血清免疫学检查

例如 VCA-IgA 和 EA-IgA 测定。

（四）诊断要点

1. 对于表现为头痛、耳鼻症状和颈部淋巴结肿大这三大症状或其中之一的患者，应实施鼻咽部检查，以排除鼻咽癌的可能性。

2. 鼻咽部检查可观察到鼻咽肿物、溃疡坏死及出血等异常病变。

3. 确诊鼻咽癌的依据是鼻咽部活组织检查。尽管鼻咽涂片脱落细胞检查可作为辅助诊断，但其结果不足以单独作为确诊依据。

4. 通过鼻咽或颈部肿块的细针穿刺检查，可发现癌细胞的存在。

5. EB 病毒血清免疫学检查对于确诊鼻咽癌有重要的参考价值。

6. 影像诊断学检查有助于明确病变范围。

（五）分型

1. 根据肿瘤生长形态分型分为结节型、菜花型、溃疡型、黏膜下浸润型。

2. 根据肿瘤生长特点分型分为上行型、下行型、混合型。

3. 在组织学上，肿瘤可以分为原位癌和浸润癌，后者又可分为微小浸润癌、鳞状细胞癌（高度分化的鳞状细胞癌、中度分化的鳞状细胞癌、低度分化的鳞状细胞癌）、腺癌、泡状核细胞癌及未分化癌。

（六）临床分期

结合临床检查、鼻咽镜检查以及鼻咽和颈部的 CT/MRI 检查，可以明确原发肿瘤的侵犯范围及区域淋巴结的转移状态。此外，进行胸部 CT 或 X 线胸片、腹部超声和骨扫描，必要时进行 PET/CT 检查，对于排除远处转移至关重要。

在诊断颈部转移淋巴结时，推荐参考增强 MRI 或 CT 扫描结果。以下情况可考虑有阳性淋巴结迹象。

（1）在横断面图像上，淋巴结的最小直径≥10 mm。

（2）显示出中央坏死或环形强化的特征。

（3）在同一高危区域内存在≥3 个淋巴结，其中最大淋巴结短径≥8 mm（高危区定义：$N_0$ 者，Ⅱ区；$N_+$ 者，包括转移淋巴结所在区及下一区）。

（4）淋巴结包膜外侵犯（征象包括淋巴结边缘不规则强化，周围脂肪间隙部分或全部消失，淋巴结互相融合）。

（5）咽后淋巴结：最大横断面的短径≥5 mm。

目前，鼻咽癌的临床分期目前采用美国癌症联合委员会（AJCC）2018 年第 8 版的标准，该标准已在国际和国内范围内得到统一认可。根据 2018 年 AJCC 第 8 版的修订内容，鼻咽癌的 TNM 分期系统如下（其中，T 表示原发肿瘤侵及组织的程度，N 代表区域淋巴结的数量，M 代表远处转移）。

1. T 分期

$T_x$：原发肿瘤无法评估。

$T_0$：未发现肿瘤，但 EB 病毒阳性且颈部淋巴结转移。

$T_1$：肿瘤局限于鼻咽，或侵犯口咽和（或）鼻腔，但未累及咽旁间隙。

$T_2$：肿瘤侵犯至咽旁间隙和（或）累及邻近软组织（翼内肌、翼外肌、椎前肌）。

$T_3$：肿瘤侵犯颅底骨质结构、颈椎、翼状结构和（或）鼻旁窦。

$T_4$：肿瘤侵犯至颅内，累及脑神经、下咽、眼眶、腮腺和（或）超过翼外肌的外侧缘的广泛软组织。

2. N 分期

$N_x$：区域淋巴结无法评估。

$N_0$：无区域淋巴结转移。

$N_1$：单侧颈部淋巴结转移和（或）单侧或双侧咽后淋巴结转移，最大径 ≤ 6 cm，且在环状软骨下缘之上。

$N_2$：双侧颈部淋巴结转移，最大径 ≤ 6 cm，在环状软骨下缘以上。

$N_3$：单侧或双侧颈部淋巴结转移，最大径 > 6 cm，和（或）至环状软骨下缘之下。

3. M 分期

$M_0$：无远处转移。

$M_1$：有远处转移。

4. 鼻咽癌的临床分期（表 2）

表 2　鼻咽癌的临床分期

| 分期 | T | N | M |
| --- | --- | --- | --- |
| 0 期 | Tis | $N_0$ | $M_0$ |
| Ⅰ 期 | $T_1$ | $N_0$ | $M_0$ |
| Ⅱ 期 | $T_{0\sim1}$ | $N_1$ | $M_0$ |
|  | $T_2$ | $N_{0\sim1}$ | $M_0$ |
| Ⅲ 期 | $T_3$ | $N_{0\sim2}$ | $M_0$ |
|  | $T_{0\sim2}$ | $N_2$ | $M_0$ |
| ⅣA 期 | $T_4$ | $N_{0\sim2}$ | $M_0$ |
|  | 任何 T | $N_3$ | $M_0$ |
| ⅣB 期 | 任何 T | 任何 N | $M_1$ |

（七）中医证型

1. 热毒郁肺证

（1）主要证候：①鼻涕稠，可有脓血。②耳鸣、耳聋。③头剧痛。④舌红苔黄。

（2）次要证候：①尿黄。②口臭、口渴。③脉数。④便结。

具备主证 3 项、次证 1 项，或主证第①②项加次证 2 项。

**2. 肺胃痰湿证**

（1）主要证候：①头重痛。②涕血。③鼻分泌物增多。④苔厚腻、舌质淡、舌边有齿印。

（2）次要证候：①胸闷。②呕恶、纳少。③脉弦滑。

具备主证 3 项、次证 2 项。

**3. 肝瘀络阻证**

（1）主要证候：①头刺痛。②涕血紫黑。③舌质黯红、有瘀斑。④胁痛。

（2）次要证候：①胸脘胀闷。②耳闷涨。③脉弦。

具备主证 2 项、次证 1 项或具备主证 3 项。

**4. 阴血虚耗证**

（1）主要证候：①鼻咽干燥。②五心烦热。③舌苔光薄而红。④脉细数。

（2）次要证候：①头晕。②口渴。③便结。④尿黄。⑤心悸。

具备主证 3 项或主证第①②项及次证 2 项。

**5. 肺脾气虚证**

（1）主要证候：①面色㿠白。②乏力、气短。③纳少。④脉弱。⑤便溏。

（2）次要证候：①腹胀。②呕恶。③舌质淡红，苔白。

具备主证 2 项及次证 2 项或具备主要证候 3 项。

**6. 气阴两虚证**

（1）主要证候：①乏力、气短。②鼻咽干燥、五心烦热。③纳少。④舌苔光薄而红。⑤脉虚数。

（2）次要证候：①腹胀、便结。②呕恶、口干。③头晕。

具备主证 3 项或主证第①②项及次证 2 项。

## 五、鉴别诊断

### （一）西医鉴别诊断

**1. 鼻咽腺体样肿大**

鼻咽腺体样肿大主要发生于青年，特别是在 30 岁以下的群体中较为常见。位于鼻咽顶部中央的淋巴组织被称为咽扁桃体或腺样体，通常表面光滑，呈现正常的黏膜色泽，并且往往左右对称，伴有数条纵行沟，使整个腺体呈现橘子瓣样外观。一旦出现溃疡或出血，则难以鉴别诊断，必须通过活检病理来确定其性质。

**2. 鼻咽增生性结节**

鼻咽增生性结节多见于 20~40 岁人群。这种病症表现为鼻咽顶前壁的孤立性结节，也可能有多个结节。结节的直径一般为 0.5~1.0 cm，表面覆盖着一层淡红色的黏膜组织，与周围黏膜的色泽相似，因此很难与癌变相鉴别，活检病理显示为鼻咽淋巴组织的增生，有时可发生癌变。

**3. 鼻咽结核**

鼻咽结核并不常见，好发年龄为 20~40 岁，可能形成浅表溃疡或肉芽状隆起，表面分泌物多而脏，常见于顶壁，并可能累及整个鼻咽腔。患者常伴有颈部淋巴结核和肺结核，鼻咽活检可以明确诊断。特别要注意是否有癌症与结核并存的情况。

**4. 鼻咽纤维血管瘤**

鼻咽纤维血管瘤在青年中较为常见，且男性明显多于女性。主要症状包括鼻塞和反复鼻出血。在鼻咽镜下观察，肿物表面光滑，黏膜色泽为红色或深红色，有时可见表面有扩张的血管，触之质韧实。该病无颈部淋巴结转移风险，但可向鼻腔及颅内发展，破坏颅底，引起脑神经症状，与鼻咽癌难以区分鉴别。可通过 EB 病毒血清学检测、CT/MRI 检查和动脉造影来进行鉴别诊断。

**5. 鼻咽恶性淋巴瘤**

鼻咽恶性淋巴瘤的好发年龄为 20~50 岁，且男性多于女性。鼻咽肿块多呈球形、表面光滑，一般不伴有溃疡坏死。然而，外周 T 细胞淋巴瘤可能在鼻咽部、鼻腔、上颚的中线区出现病变，表现为糜烂、溃疡状，表面附有灰黄色分泌物并伴有恶臭，鼻中隔、硬腭可能出现溃烂穿孔的情况。需要进行鼻咽活检来加以鉴别诊断。

**6. 鼻咽囊肿**

鼻咽囊肿的主要症状是鼻腔后部有脓性分泌物下流入口咽部。囊肿发生于鼻咽顶壁，大小如半粒黄豆隆起，表面光滑、半透明，有时上覆有脓痂。除去脓痂可见咽囊开口或瘘口，用活检钳压迫时可有波动感，活检时可能有乳白色液体流出。

**7. 脊索瘤**

脊索瘤是一种罕见的肿瘤，可以发生在任何年龄，但在青壮年中更为常见。它起源于残余脊索组织，具有生长缓慢、转移少的特点。虽然好发于颅底，但发生在鼻咽部的情况较为少见。当肿瘤位于蝶骨体和枕骨大孔之间时，可破坏颅底突至鼻咽腔。临床表现包括头痛、鼻塞、听力减退、耳鸣、回缩性血涕、伸舌偏斜、面部麻木、复视等症状。CT/MRI 检查可见广泛的中后颅窝甚至前颅窝的骨质破坏，但淋巴结转移罕见。明确诊断需要依靠病理学检查。

8. 颅咽管瘤

颅咽管瘤是一种先天性肿瘤，多见于青少年。它们通常位于鞍上区域，但当发生在鞍下或侵及鞍下时，可导致颅底骨质破坏，甚至突入鼻腔内形成鼻咽黏膜下肿物。临床表现为头痛、发育障碍、内分泌紊乱、视力障碍、颅内压增高症等症状，无颈部淋巴结肿大。明确诊断需要依靠病理学检查。

9. 颈部淋巴炎

急性颈部淋巴结炎因发热、颈部淋巴结红肿热痛等感染症状而容易与转移癌相区别。慢性颈部淋巴结炎常伴有龋齿、慢性扁桃体炎或咽炎，肿大的淋巴结质地较软、轻压痛。如果能找到原发病灶并结合上述体征，诊断并不困难。但如果未能找到原发病灶，可应用 EB 病毒血清学检查、鼻炎检查和淋巴结活检帮助鉴别诊断。

10. 颈部淋巴结结核

颈部淋巴结结核在青中年中较为常见，可伴有其他组织的结核病灶。患者常有营养不良、低热、盗汗、血沉快等症状。肿大的颈深、浅层淋巴结质地较软，常伴有周围炎症与周围组织粘连成块。急性期可有压痛，有时有触动或波动感，穿刺可吸出豆渣样干酪坏死物质，最后确诊应依靠病理学检查。

（二）中医类证鉴别

1. 瘰疬

瘰疬是一种以颈部缓慢出现豆粒大小圆滑肿块，累累如串珠，不红不痛，溃后脓水清稀，夹有败絮状物，易成瘘管为主要表现的结核类疾病，常见于青少年及原有结核病史者，常发生于颈部、耳后，也有的缠绕颈项，有时可延伸至锁骨上窝、胸部和腋下。瘰疬起病缓慢，初起时肿块质地较软，表面光滑，活动度尚可，溃烂后可见有脓液及豆渣状物。通过组织活检可以进行鉴别诊断。

2. 肉瘿

肉瘿是一种以颈前喉结一侧或两侧结块、柔韧而圆、状如肉团为主要表现的瘿，多发于青年和中年人，其中女性多见。其发病部位多在结喉左右或正中，肿块呈半球状，质地柔软，可随吞咽动作移动，生长缓慢，无溃烂，可通过彩超、CT 检查和组织活检进行鉴别诊断。

### 3. 石瘿

石瘿是一种以颈前单侧或双侧结块坚硬如石、不可移动为主要表现的瘿，在 40 岁以上女性患者或既往有肉瘿病史患者中常见，肿块位于结喉左右或正中，质地坚硬，推之不易移动，生长迅速，凹凸不平。临床可通过甲状腺功能检查、彩超、CT 检查及病理活检进行鉴别诊断。

### 4. 鼻渊

鼻渊是一种以鼻流浊涕、量多不止，常伴有头痛、鼻塞、嗅觉减退为主要表现的疾病。其主要症状有鼻塞、嗅觉减退及鼻窦区疼痛。症状分布可能局限于一侧，也可能双侧同时受累，部分患者可能会伴有明显的头痛，常见的头痛部位包括前额、鼻根部或颌面部、头顶部等，且这些头痛通常具有一定的规律性，久则虚眩不已。通过鼻咽镜和病理活检可以对鼻渊进行确诊和鉴别诊断。

### 5. 鼻窒

鼻窒是一种以鼻塞时轻时重，或双侧交替性鼻塞，甚至不闻香臭，反复发作，经久不愈为主要表现的疾病。鼻窒多因脏腑功能虚弱，邪滞鼻窍。鼻塞症状时轻时重，或者双侧鼻孔交替性出现鼻塞，同时可能伴有流涕、头痛、嗅觉减退等症状，严重时甚至无法辨别气味。这种状况可能会反复发作，经久不息。通过鼻咽镜检查、CT 检查和组织活检等方法，可对病情进行进一步的鉴别诊断。

## 六、治疗

### （一）治疗原则

鼻咽癌的治疗策略通常以放疗为首选。对于晚期患者，或是经过放疗反应不佳的患者，或是不能手术的晚期患者，中医治疗可作为主要疗法并以化疗为辅助手段；对于对放射线不敏感的患者，以及放疗后的残存病灶或复发病灶和放疗后残存的颈部转移病灶可以进行手术治疗。在上述各个阶段，都可以采用中药进行治疗。以中西医结合的方式进行治疗的目的是为了缓解症状、提升患者的生活质量并延长患者的生命。

### （二）中医治疗

#### 1. 辨证论治

（1）热毒郁肺证

治则：清热解毒。

方药：黄芩解毒汤加减（黄芩、栀子、金银花花粉、白花蛇舌草、牡丹皮、石上柏、豆根、荔枝、天葵子、草河车、半夏、茯苓、陈皮、甘草）。

加减：高热不退者，加金银花、大青叶、生石膏；流鼻血不止者，加白茅根、仙鹤草、白及、阿胶、三七粉。

（2）肺胃痰湿证

治则：除痰驱湿。

方药：二陈汤加减（半夏、陈皮、茯苓、胆南星、海藻、昆布、石菖蒲、藿香、薏米、甘草）。

加减：恶心呕吐明显者，加法半夏、竹茹；颈部肿物未控制或痰多者，加入生南星、生半夏、僵蚕、浙贝母。

（3）肝瘀阻络证

治则：活血化瘀。

方药：失笑散加减（蒲黄、丹参、山楂、赤芍、泽兰、郁金、五灵脂、红花）。

加减：胸胁疼痛明显者，加三棱、莪术、露蜂房；血瘀发热者，加连翘、黄芩、七叶一枝花、白花蛇舌草。

（4）阴血虚耗证

治则：养阴生血。

方药：犀角地黄汤加减（水牛角、生地黄、牡丹皮、白芍、鸡血藤、女贞子、天冬、当归、半夏、砂仁、甘草、茯苓）。

加减：舌干有裂纹、鼻干、咽干口渴明显者，加玄参、麦冬；头晕目眩、舌淡者，加夏枯草、太子参；五心烦热、尿黄、大便结者，加天花粉、黄芩、大黄。

（5）肺脾气虚证

治则：补脾益气。

方药：四君子汤加减（党参、白术、茯苓、半夏、砂仁、白蔻仁、甘草）。

加减：合并阴虚者，加生地黄、白芍、牡丹皮、当归；呕吐恶心、便溏、苔白腻者，加陈皮、藿香、薏米。

（6）气阴两虚证

治则：益气养阴。

方药：滋阴益气汤加减（生晒参、党参、黄芪、麦冬、生地黄、五味子、柴胡、山药、陈皮、云苓、生甘草）。

加减：气虚症状明显者，加太子参、白术；虚热之象著者，加青蒿、白薇；心悸失眠者，加酸枣仁、柏子仁。

2. 静脉注射中成药

（1）羟喜树碱：静注，每次 4~8 mg，用 10~20 mL 生理盐水稀释，每日或隔日 1 次，一疗程用药总量为 60~120 mg。临床上，羟喜树碱与其他化疗药物配合使用，对进展期鼻咽癌有一定疗效。用量根据不同的化疗方案而有所不同。主要的副作用包括：①胃肠道反应，如恶心、呕吐。②骨髓抑制，主要表现为白细胞计数下降。③少数患者可能会出现脱发、心电图改变及泌尿道刺激症状。

（2）蟾酥注射液：缓慢静滴，每次 10~20 mL，用 500 mL 5% 葡萄糖注射液稀释后缓慢滴注，每日 1 次，1~30 天（与其他化疗药物联合使用）。对进展期鼻咽癌有一定疗效，并可增强化疗药物的作用效果，主要副作用包括白细胞减少和恶心呕吐等。

（3）康莱特注射液：缓慢静滴，20 g（200 mL），每日 1 次，1~21 天（与化疗药物联合使用）。该药物具有一定的抗肿瘤作用，能提高化疗药物的疗效并减轻其不良反应，还可提高机体免疫力并改善患者的生活质量。适用于各期鼻咽癌。

（4）榄香烯注射液：静滴，400 mL，每日 1 次，1~10 天（配合化疗药物使用）。该药物具有一定的抗肿瘤作用，能提高化疗药物疗效并减轻其不良反应，能提高机体免疫力并改善患者的生活质量。适用于各期鼻咽癌。

（5）复方苦参注射液：由苦参和土茯苓组成。静脉滴注，12~20 mL 加入 200 mL 0.9% 生理盐水中，每日 1 次；或 8~10 mL 加入 100 mL 生理盐水中，每日 2 次，一疗程用药总量为 200 mL。该药物可清热利湿、凉血解毒、散结止痛，具有一定的抗肿瘤作用，对轻、中度癌痛有一定疗效。临床上，常用于治疗癌性疼痛及出血。适用于各期鼻咽癌。

（6）鸦胆子油乳注射液：静滴，3 g 加入 250 mL 0.9% 生理盐水中，每日 1 次，30 天为一疗程。该药物是一种细胞周期非特异性抗癌药，可抑制肿瘤细胞的生长，提高机体免疫力，尤其适用于鼻咽癌脑转移的患者。但目前有临床报道，它可能会导致肝功能损害。

（7）参芪注射液：静滴，20~60 mL 加入 250 mL 5% 葡萄糖注射液中，每日 1 次，5 周为一疗程。该药物具有益气健脾、减少化疗药物的消化道反应、骨髓抑制等作用，并能适当提高化疗药物的疗效。适用于脾胃虚寒或气血双亏型鼻咽癌。

（8）香菇多糖注射液：静滴，1 mg 加入 250~500 mL 0.9% 生理盐水或 5% 葡萄糖注射液中，每周 2 次，8 周为一疗程。该药物能提高肿瘤患者的机体免疫力，改善患者的生活质量，对放化疗有减毒增效的作用。适用于各期鼻咽癌。

（9）人参多糖注射液（百扶欣）：静滴，12～24 mg 加入 250～500 mL 0.9%生理盐水或5%葡萄糖注射液中，每分钟40～60滴，每日1次，1～30天（可与化疗药物配合使用）。该药物可提高化疗药物的疗效并减轻化疗药物的不良反应，提高机体的免疫力。适用于各期鼻咽癌。

（10）康艾注射液：由黄芪、人参、苦参素组成。静脉滴注，40～60 mL，用250～500 mL 5%葡萄糖注射液或0.9%生理盐水稀释后使用，每日1～2次，30天为一疗程。该药物可益气扶正、增强机体的免疫功能。

3. 口服中成药

（1）平消胶囊：口服，每次1.68 g，每日3次，3个月为一疗程。该药物具有清热解毒、化瘀散结、抗肿瘤的功效，具有放疗增敏作用。适用于鼻咽癌放疗期。

（2）安替可胶囊：口服，每次0.44 g，每日3次，饭后服用，6周为一疗程，或遵医嘱。该药物具有软坚散结、解毒定痛、养血活血的作用，可单独应用或与放疗联合应用，以增强放疗效果。少数患者使用后可出现恶心、血象降低等副作用。长期过量服用可致心慌。

（3）扶正消瘤汤颗粒剂：温开水冲服，每日1剂，分2～3次冲服。适用于各期鼻咽癌。

（4）槐耳颗粒：口服，每次20 g，每日3次。1个月为一疗程，或遵医嘱。

（5）六味地黄丸：口服，成人每次10～20粒，该药物具有滋阴补肾的功效，适用于鼻咽癌后期热盛伤阴、阴虚火旺的患者。

（6）金复康口服液：每次3支，每日3次，口服，30天为一疗程，该药物具有解毒抗癌、扶正消积的功效。适用于中晚期鼻咽癌。

（7）参蟾消解胶囊：每次3粒，每日3次，口服，30天为一疗程，该药物具有解毒抗癌、扶正消积的作用。适用于中晚期鼻咽癌。

（8）复方万年青胶囊：每次3粒，每日3次，口服，30天为一疗程，该药物具有解毒抗癌，扶正消积的作用。适用于中晚期鼻咽癌。

（9）复方斑蝥胶囊：0.25 g×36粒/盒，每次2粒，每日3次，口服，30天为一疗程。

（10）西黄丸：每次3～5 g，每日2次。该药物具有清热解毒、消肿散结的功效，特别适用于痰火互结型鼻咽癌。

（11）小金丹：口服，每次1.5～3.0 g，每日2次。该药物具有活血止痛、解毒消肿的功效。适用于流注初起及一切痰核瘰疬。

（12）无为消癌平片：口服，每次 8~10 片，每日 3 次。该药物具有抗癌、消炎的功效，可配合放疗使用，用于治疗鼻咽癌。

（13）仙蟾片：口服，每次 4 片，每日 3 次，30 天为一疗程。该药物具有化瘀散结、益气止痛、清热解毒、扶正固本的功效。适用于各期鼻咽癌。

（14）至灵胶囊：口服，每次 2~3 粒，每日 2~3 次，或遵医嘱。适用于各期鼻咽癌。

（15）贞芪扶正胶囊：口服，每次 6 粒，每日 2 次，或遵医嘱。适用于鼻咽癌放化疗引起的骨髓造血功能抑制、血细胞减少。

（16）滋阴益气汤颗粒剂：温开水冲服，每日 1 剂，分 2~3 次冲服。适用于中医辨证属于气阴两虚型的鼻咽癌患者。

（17）洋参丸：每次 1~2 丸，每日 3 次。适用于气阴两虚型的鼻咽癌患者。

（18）生脉饮：每次 10 mL，每日 3 次。适用于气阴两虚型的鼻咽癌患者。

4. 针灸治疗

（1）针刺：选择风门、肺俞、心俞、翳风、迎香、耳门、听宫等穴位，以及背部压痛点进行针刺，配穴取列缺、内关、足三里。补泻兼施，每次留针 20~30 分钟。适用于各期鼻咽癌。

（2）针刺穴位注射：选取百会、内关、风门、肺俞、丰隆等穴位，使用 14~16 mL 20%~30% 紫河车注射液进行穴位注射。每日 1 次或间日 1 次，15 次为一疗程。

5. 中药外治法

（1）鼻咽癌吹药：取甘遂末、甜瓜蒂粉各 3 g，取硼砂、飞辰砂各 1.5 g，混匀，吹入鼻内，切勿入口。此法对鼻腔癌、鼻咽癌有效。

（2）三生滴鼻液：取生天南星、生半夏、紫珠草各等量，制成滴鼻液。此法适用于鼻咽癌患者、鼻咽部分泌物多或有臭味者。本品有毒，应慎用。

（3）15%~20% 醋制硇砂溶液：取醋制硇砂粉 15~20 g，加蒸馏水至 100 mL，拌匀、搅拌均匀并溶解后粗滤，每天 3~4 次滴鼻。此法适用于鼻腔癌、鼻咽癌患者。

（4）鱼腥草液雾化吸入：有清热利咽，消肿止痛之功。此法适用于咽黏膜溃烂疼痛者。

（5）阳和解毒膏外敷：有解毒散结、补托排脓祛腐、敛口止痛之功。适用于颈部恶性溃烂者。

（6）中药灌肠治疗：适用于鼻咽癌兼有便秘、腹泻者。

（三）西医治疗

1. 放疗

鼻咽癌的主要治疗方法是放疗，但前提是必须获得病理诊断结果并完善相关检查，特别是 CT 检查和（或）MRI 检查。这些检查能帮助明确病变大小和范围，帮助每位患者制订个性化的放疗方案。

（1）常规放疗：照射范围通常包括鼻咽、颅底和颈部三个区域。即使颅底和颈部无病灶，也必须预防性照射至约 50 Gy。鼻咽的根治剂量通常为 70 Gy(7 周)，颈部的根治量为 60~70 Gy(6~7 周)，预防量则为 40~50 Gy(4~5 周)。

（2）连续分次和分段照射：一般采用连续照射法，1 周常规分割剂量为 10 Gy(5 次)。对于年老体弱、身体状况欠佳、有严重并发症或照射野大、放疗反应重的患者，可采取分段照射。

（3）鼻咽癌腔内近距离治疗：适用于外照射后的残存病灶、放疗后鼻咽局部复发的病灶及鼻咽表浅肿瘤（$T_1$ 或 $T_2$ 期病变）。

2. 化疗

（1）化疗的适应证：晚期患者及经大剂量放疗后病灶未能完全控制的患者。放疗后辅助化疗，以防止或消灭远处转移病灶。

（2）常用方法：①全身化疗：a. CBF［环磷酰胺（CTX）+博莱霉素（BLM）+5-氟尿嘧啶（5-FU）］；b. PF［顺铂（DDP）+5-FU］；c. TaP［紫杉醇（TAX）+DDP］。②颞浅动脉插管化疗：适用于早期包括有单个较小的颈深上组淋巴结转移者、晚期上行型病例，或放疗后鼻咽局部残存或复发病例。常选用平阳霉素（PYM）、DDP、5-FU 等药物。

3. 手术治疗

（1）手术治疗的适应证：①放疗后鼻咽部或颈部未控或复发（原发灶须经病理证实）者。②颈部淋巴结不固定或虽已固定但颈动脉未受累者。③无明显颅底骨质破坏、无脑神经受损者。④无全身远处转移者。⑤无全身麻醉手术禁忌证者。

（2）手术禁忌证：①肿瘤浸润颈动脉鞘区及其内容者。②肿瘤侵犯颅底或脑神经。③广泛的颅底或颈椎骨质破坏者。④远处发生转移者。⑤全身状况欠佳或肝、肾功能不良者。

（3）手术方式：①病理类型为高分化鳞癌或腺癌以及其他对放射线不敏感的癌瘤，病灶局限在顶后壁或前壁，全身无手术禁忌证者可考虑对原发病灶的切除。对Ⅱ、Ⅲ、Ⅳ期的患者均不宜手术治疗。②对放疗后鼻咽或颈部有残留或复发病灶，如局限在鼻咽顶后壁或前壁、无颅底骨破坏、一般情况好、近期做过放疗不宜再做放疗者，可考虑切除病灶。③颈部有残留或复发时，如范围局限、活动者可考虑做颈部淋巴结清除手术。鼻咽癌放疗后颈部淋巴结有残留时手术宜早，在放疗后 3~6 个月内及时处理，预后较好。

4. 生物治疗

近年来，鼻咽癌在生物治疗领域取得了快速发展。生物治疗分为细胞生物治疗和非细胞生物治疗两大类，主要作为辅助治疗手段在临床上应用。

（1）鼻咽癌的细胞生物治疗：①淋巴因子激活的杀伤细胞（LAK）。②肿瘤浸润淋巴细胞（TIL）。③细胞毒性 T 淋巴细胞（CTL）。④细胞因子诱导的杀伤细胞（CIK）。

（2）鼻咽癌的非细胞生物治疗：①鼻咽癌的细胞因子治疗。②鼻咽癌的基因治疗。③鼻咽癌的分子靶向治疗。④鼻咽癌的肿瘤疫苗免疫治疗。

（四）疗效标准

1. WHO 疗效测量指标

（1）可测量病灶评定：①完全缓解（CR）：鼻咽癌的可见病灶经治疗后完全消失，且该状态持续不少于 4 周。②部分缓解（PR）：鼻咽癌的可见病灶经治疗后缩小 50% 以上，且持续缓解达 4 周或 4 周以上，同时无新病灶出现。③稳定或无变化（NC）：鼻咽癌的可见病灶经治疗后缩小不超过 50% 或增大不超过 25%。④进展（PD）：一个或多个病灶经治疗后范围增大超过 25% 或出现新病灶。

（2）不可测量病灶评定：①完全缓解（CR）：鼻咽癌的所有可见病灶经治疗后完全消失，且该状态持续不少于 4 周。②部分缓解（PR）：鼻咽癌的病灶经治疗后估计缩小 50% 以上，且持续缓解达 4 周或 4 周以上，同时无新病灶出现。③稳定或无变化：病变在 4 周内无明显变化，或肿瘤增大估计不足 25%，或缩小不足 50%。④进展（PD）：出现新病灶或病灶估计增大不少于 50%。

2. 远期疗效指标

（1）缓解期：自出现达 PR 疗效之日至肿瘤复发不足 PR 标准之日为止为时间缓解期，一般以月计算，将各个缓解病例的缓解时间（月）列出，由小到大排列，取其中间数值（月）即为中位缓解期，按统计学计算出中位数。

（2）生存期：从治疗开始之日起至死亡或末次随诊之日为生存期或生存时间，一般以月或年计算，中位生存期的计算方法同上。

（3）生存率：N 年生存率 = 生存 N 年以上的病例数÷随诊 5 年以上的总病

例数×100%。

3. 生活质量评价标准

手术和放化疗治疗后，疗效的评价以生活质量改善为标准，采用 EORTC（欧洲癌症治疗研究组织）-QLQ-C30 量表为评估工具。该表是一份包含 30 个项目的自评式生活质量表，是涵盖躯体功能、角色功能、认知功能、情绪功能、社会功能、总体健康状况 6 个功能的量表。该量表从多个维度对患者进行评估，包括机体功能、心理状态、社会状态和自觉状态等。

评价方法：在治疗前和各个观察周期，分别计算上述 6 个评价项目的各项得分总和。疗效百分比 =（治疗前总得分 - 治疗后总得分）÷ 治疗前总得分×100%。

显效：积分减少≥75%。

有效：50%≤积分减少<75%。

稳定：25%≤积分减少<50%。

无效：积分减少<25%。

# 甲状腺癌

## 一、概述

甲状腺癌，是一种发生于甲状腺组织的恶性肿瘤，也是头颈部较为常见的一种恶性肿瘤。病理学上分为乳头状腺癌、滤泡状腺癌、未分化癌和髓样癌四类。除髓样癌外，均起源于滤泡上皮细胞。在疾病的早期阶段，通常无明显症状，只是在颈前组织内出现一个质地较硬且高低不平的肿块，如鸡卵大小，生长缓慢。甲状腺癌占人体恶性肿瘤的 0.2%～1.0%，约占头颈部恶性肿瘤的 3.0%，其发病率与年龄、性别、地域等因素存在关联，国内的平均发病率为 14.65/10 万，女性患者通常是男性患者的 2～3 倍。

甲状腺癌主要见于青年女性，其发病年龄一般为 21～40 岁，占所有青少年癌症的 11%，是青少年的第四大癌症，死亡率为 0.05/10 万。随着医疗检测技术和治疗水平的提高，甲状腺癌的五年生存率已从 10 年前的 67.5% 提高至 84.3%。尽管目前对于该病的病因尚不清楚，但该病的发生一般认为与放射性损伤、缺碘或高碘、内分泌系统紊乱、遗传等多种因素有关。

甲状腺癌在中医中属 "瘿瘤" "石瘿" 等范畴。隋代巢元方将 "瘿瘤" 细分为 "亡瘿" "肉瘿" "气瘿" 三种类型，唐代孙思邈则将其划分为 "石瘿" "气瘿" "劳瘿" "土瘿" "忧瘿" 等。明代陈实功在《外科正宗》提出 "五瘿"："筋骨呈露曰筋瘿，赤脉交结曰血瘿，皮色不变曰肉瘿，随忧喜消长曰气瘿，坚硬不可移曰石瘿，此瘿之五名也。" 其中 "石瘿" 和甲状腺癌最为相似。陈无择所著《三因方》中明确指出 "石瘿"，即 "此等皆年数深远，浸大浸长，坚硬不可移者，名曰石瘿"。《四部医典》中描述的 "肉瘿坚硬体大" "核瘿坚硬深痛"，亦与甲状腺癌的临床表现相似。对于瘿病的治疗，历代医家积累了比较丰富的经验。例如，早在金代，张从正在《儒门事亲·瘿》中便提出用海带、海藻、昆布来防治瘿病；明代李时珍也在《本草纲目》中载有用黄药子酒来治疗瘿病的方法。这几味中药至今仍为治疗甲状腺癌的要药，并且仍然被广泛使用。

## 二、西医病因及病理机制

（一）病因

甲状腺癌的病因至今尚未完全明确，但普遍认为与以下因素有关。

1. 放射性损伤

研究表明，甲状腺癌在曾经暴露于放射性照射或生活环境中曾接触放射性污染的人中发病率较高。婴幼儿期的甲状腺对放射性损伤更敏感，婴幼儿头颈部经过放射性照射后，患甲状腺癌的风险更高。根据欧美文献报道，约85%的甲状腺癌儿童有放射性接触史。相比之下，成人颈部接受放疗后，甲状腺癌的发生率较低。放射线诱导甲状腺癌发生的机制可能涉及两个方面。一方面，放射线可引起甲状腺细胞的异常分裂，导致癌变；另一方面，放射线可破坏甲状腺功能，使其不能产生内分泌激素，从而引起促甲状腺激素（TSH）大量分泌，进而促使甲状腺细胞发生癌变。

2. 碘和TSH

摄碘过量或缺碘均可引起甲状腺结构和功能的改变。一方面，在缺碘地区，地方性甲状腺肿流行，甲状腺癌的发病率相对较高，其病理类型以甲状腺滤泡癌为主。例如，瑞士地方性甲状腺肿流行区的甲状腺癌发病率为2%，相比柏林等非流行区高出20倍。另一方面，高碘饮食也易诱发甲状腺癌，其病理类型主要以乳头状癌为主。例如，冰岛和日本是摄碘量最高的国家，其甲状腺癌的发病率与其他国家相比较高。这可能与TSH刺激甲状腺增生有关。实验证明，长期的TSH刺激能促使甲状腺增生，诱导甲状腺形成结节、发生癌变。

3. 内分泌紊乱

有学者认为，"下丘脑-垂体-甲状腺轴"平衡的失调与甲状腺癌的发生有一定关系。甲状腺乳头状腺癌与垂体分泌的TSH关系密切。动物实验结果表明，当鼠血中的TSH水平增高时，甲状腺癌的发生率也会相应增高。这表明，垂体分泌的TSH可能参与了甲状腺癌的发生和发展过程。

4. 遗传因素

甲状腺髓样癌患者中，5%~10%有家族史；甲状腺乳头状癌患者中，约5%有家族史。这可能与染色体的遗传有关。

5. 良性甲状腺病癌变

在临床实践中，有关于甲状腺腺瘤和结节性甲状腺肿发生癌变的报道。然而，这些甲状腺病变与甲状腺癌的关系目前难以确定。

（二）病理机制

甲状腺癌的多数病例起源于滤泡上皮细胞，较少部分起源于滤泡旁细胞，极少数病例来自甲状腺的间质。除了原发性甲状腺癌，还有继发性甲状腺癌。现阶段，甲状腺癌主要被分为以下四类。

1. 乳头状腺癌（隐癌、腺内型、腺外型）

乳头状癌是一种分化良好的甲状腺癌，也是最常见的甲状腺癌类型。肿瘤生长缓慢，多为单发，少数情况下可能为多发或累及对侧，患者通常没有明显的自觉不适。超过半数的肿瘤具有软胶性硬度，一般活动度尚好。瘤体较小者，可小于 1 cm，多坚硬、难以触及，常以颈部淋巴结转移为主诉就诊。

2. 滤泡状癌（包膜血管轻微或可疑浸润，包膜中度或明显浸润）

滤泡状癌是甲状腺癌中次常见的类型。其临床表现与乳头状癌相类似，通常病程较长，可能持续数月或数年，并且生长缓慢。少数情况下，肿瘤可能会在近期内快速生长。这种类型的癌症通常不会表现出明显的局部恶性表现。肿块直径通常为数厘米或更大，有时合并甲状腺肿大。多为单发，少数可多发或双侧，实性、硬韧、边界不清，较少发生淋巴结转移。

3. 未分化癌（包括鳞癌）

未分化癌恶性程度极高，生长迅速，往往早期侵犯周围组织。根据肿瘤的组织形态，可以进一步分为小细胞癌、巨细胞癌和梭形细胞癌。在发病前，患者通常有多年甲状腺肿或甲状腺结节病史，这种情况在巨细胞癌患者中尤为明显。肿块可能在短期内急骤增大，发展迅速，形成双侧弥漫性的甲状腺巨大肿块，质地坚硬且固定，广泛侵犯邻近组织。患者常以呼吸困难急诊来院，常伴疼痛、声音嘶哑或吞咽不畅等症状。

4. 髓样癌

髓样癌起源于甲状腺滤泡旁细胞（又称 C 细胞），其恶性程度较高。在临床上，髓样癌除了表现出与其他类型甲状腺癌相似的甲状腺肿块和颈部淋巴结转移外，还有一些特有的症状。约 30% 的髓样癌患者有慢性腹泻史并伴有面部潮红等类癌综合征，或 Cushing 代谢综合征，这些症状与肿瘤细胞产生的物质有关。甲状腺内部有丰富的淋巴网络，使得肿瘤可以在腺体内扩散。肿瘤还可穿透甲状腺包膜，侵犯甲状腺组织，向内后方侵犯气管、食管、喉返神经和甲状软骨等。甲状腺癌常可转移至颈深上、中、下组淋巴结，尤其以中、下组最为常见。甲状腺癌常见的转移部位为前淋巴结和喉返神经淋巴结。此外，还可能转移至锁骨上淋巴结和纵隔淋巴结。甲状腺癌常可发生远处转移，其中以肺转移最为常见，其次是骨转移。

### 三、中医病因及病理机制

甲状腺癌位于颈部，其发病原因与情志内伤、肝失条达、气滞血瘀以及饮食、水土失宜等因素有关。脾失健运、水湿内停、聚而成痰、痰浊内阻，导致气滞、血瘀、痰凝于颈部而成本病。本病初起多实，病久则由实转虚，为虚实夹杂之证。其病机与肝、脾、心、肾等脏腑关系密切。

甲状腺癌属于中医学中"瘿瘤"病的范畴。历代医家认为水土因素和情志内伤是导致本病发生的主要因素。战国时期《吕氏春秋》中已有"轻水所，多秃与瘿人"的记载，论述了地理环境与"瘿病"有关。《养生方》道："诸山黑水中流出泉流者，不可久居，常饮食令人作瘿病，动气增患。"《诸病源候论》则明确指出"瘿者，亦有饮沙水""常食令人作瘿病"，说明古人已认识到"瘿病"的发生与地区的水质有关。在"瘿病"的分类名称中也列有"泥瘿""土瘿"之名。情志内伤所致气郁是"瘿病"的又一主要因素。《诸病源候论》曰："瘿者，由忧恚气结所生。"《圣济总录》曰："瘿病妇女多有之，缘忧患有甚于男子也。"这明确指出了女性高发瘿病的原因，这些触发因子可引起甲状腺组织的病变，发展而成肿瘤。《外科正宗》载："非阴阳正气结肿，乃五脏瘀血、浊气、痰滞而成。"其上认为，瘿瘤是由气滞、痰凝、血瘀壅结所致。因情志内伤，肝气疏泄失司，郁结不化，脾气随之受累，运化失司，津液失去布敷，凝聚成痰，痰凝与气郁相互搏结，交阻于颈，遂成瘿瘤，继之气郁而累及血液循环，血行不畅，瘀阻经络，痰凝又更阻碍血运，痰瘀交凝，瘿肿更趋坚硬，故《济生方》一言以概之，曰："夫瘿瘤者，大抵人之气血，循环一身，常欲无滞留之患，调摄失宜，气凝血滞，为瘿为瘤。"可见，气、痰、瘀三者塞结于颈前是瘿瘤的基本病理。肝郁不舒，脾失健运，痰湿凝聚，随肝气上逆于颈部。痰湿凝聚，气滞血瘀则瘿肿如石；阻于气道则声嘶气粗；若郁久化火，灼伤阴津则见烦躁、心悸、多汗；若病程日久，耗精伤血，气血双亏则见全身乏力、形体消瘦、精神不振、口干、纳差等症状。《说文解字》注曰："瘿，颈瘤也。"《太平圣惠方·瘿气咽喉肿塞》曰："夫瘿气咽喉肿塞者，由人忧恚之气在于胸膈，不能消散，搏于肺脾故也。

咽门者，胃气之道路；喉咙者，肺气之往来。今二经俱为邪之所乘，则经络痞塞，气不宣通，故令结聚成瘿，致咽喉肿塞也。"明确指出瘿病可压迫食管、气道。

## 四、诊断

### （一）病史采集

对于不明原因引起的声音嘶哑或咽喉部异物感，经对症治疗后症状未见改善的患者，特别是患者年龄在 40 岁以上，并伴有刺激性干咳，痰中带血，喉部疼痛，头痛耳痛，呼吸困难等症状者；有长期吸烟、有肿瘤家族史、从事某些特殊职业（如接触放射性物质和石棉尘，制造重铬酸盐等）者，应进行重点普查和诊断。

### （二）临床表现

甲状腺癌的临床表现因其不同的病理类型和生物学特性而异。它可能与多发性甲状腺结节同时存在，多数情况下无症状，有时在颈前区可触及一个可随吞咽动作上下移动的结节或肿块。有些肿块已存在多年，但在近期迅速增大或发生转移。有些患者长期无不适主诉，直到后期出现颈部淋巴结转移、病理性骨折、声音嘶哑、呼吸障碍、吞咽困难或 Horner 综合征时才引起注意。甲状腺肿瘤增大到一定程度时，可能会压迫气管导致呼吸障碍；若肿瘤压迫、侵犯食管，则可出现吞咽困难；肿瘤压迫喉返神经时则出现声嘶。甲状腺癌容易发生淋巴结转移，表现为颈部淋巴结肿大；甲状腺癌中的髓样瘤和未分化癌则易发生远处转移，最常见的是肺转移，表现为咳嗽，其次为骨转移，表现为转移部位疼痛或肿大。

### （三）体格检查

对于甲状腺出现肿块的患者，应检查甲状腺的形态、大小、位置，并对肿物的大小、质地、数目、是否随吞咽动作上下活动以及是否存在甲状腺脊椎摩擦音（或摩擦感）等情况进行检查。局部体征可能不尽相同，有些患者呈现甲状腺不对称结节或肿块，这些肿块若在腺体内，可随吞咽而上下活动，但若周围组织或气管受到侵犯时，则肿块固定不能移动。

### （四）辅助检查

1. 实验室检查

（1）甲状腺球蛋白（thyroglobulin，TG）：血液中甲状腺球蛋白含量的升高对甲状腺癌的诊断具有一定的参考价值，但缺乏特异性。当 TG 值 > 1 000 ng/mL 时，对甲状腺癌具有诊断意义（髓样癌除外）。这一指标不能作为特异性的肿瘤标志物用于定性诊断，其应用主要局限于已经进行甲状腺切除的甲状腺癌患者，或虽有甲状腺体残存，但已用过$^{131}$I 予以内切除的情况。在这些情况下，因甲状腺体已不存在，故不会再出现 TG，若测得 TG 升高，则表明可能有癌症的复发或转移。此时，TG 可以作为一个较为特异的肿瘤标志物用于术后的监测诊断。

（2）血清免疫反应性降钙素（iCT）：iCT 对甲状腺髓样癌的诊断具有特异性和敏感性，可通过放射免疫法进行测定。iCT 的正常水平为 0.02 ~ 0.40 ng/mL，而在甲状腺髓样癌患者中，该值为 1~540 ng/mL。

2. 影像学检查

（1）X 线检查：颈部正侧位片 X 线检查可显示甲状腺肿瘤内钙化（砂粒体）灶、气管受压和移位情况。吞钡检查，有助于了解食管是否受累。胸片检查，能发现上纵隔和肺的转移。

（2）CT 检查：CT 检查能更清楚地显示甲状腺肿瘤的形态、大小及其与喉头、气管、食管的关系，而且还可以看到癌肿侵犯的范围，包括颈部器官、纵隔和重要的血管、神经，可为确定手术指征提供科学依据。

（3）PET 检查：可将 PET 用于甲状腺癌颈部淋巴结转移及远处转移和复发的诊断，并进行预后评估。然而，由于 PET 检查费用昂贵，普及率低，目前还难以广泛应用。

（4）放射性核素检查：放射性核素检查可以明确甲状腺的形态、位置及甲状腺和甲状腺肿块的功能。该项检查已成为诊断甲状腺疾病的常规手段。目前常用的甲状腺显影剂有$^{131}$I 和$^{99m}$Tc。经同位素扫描，一般可将甲状腺结节分为以下四类：①热结节，多见于自主性毒性甲状腺肿。②温结节，表示结节部位摄取同位素功能与周围正常甲状腺组织大致相同。③凉结节，表示结节摄取同位素功能低于其邻近的正常甲状腺组织。④冷结节，表示结节完全没有摄取同位素的功能。甲状腺癌的同位素扫描图像多为冷结节和凉结节，很少有温结节，热结节罕见。

除了$^{131}$I 和$^{99m}$Tc 的常规应用，近年来国内外学者应用$^{99m}$Tc（V）-DMSA 能被甲状腺髓样癌高度摄取而不被其他甲状腺良、恶性肿瘤摄取的特点作为对该肿瘤定性和定位的一种新的方法。

（5）超声波检查：超声波检查不但可以探测甲状腺肿块的形态、大小和数目，更重要的是可以确定其为囊性还是实质。通过高频超声和彩色多普勒超声检查，还可了解血管压迫或被癌肿包围的情况。但对直径小于 1 cm 的病灶常不易探及，图像的清晰度也比不上 CT 检查，对病灶的定性还有困难。

3. 病理学检查

（1）针吸活检细胞学检查：使用细针穿刺活检原发灶或颈部淋巴结常可得到确诊，此法操作简单，无须局麻，儿童也可接受检查，除组织内有微量出血外，无癌细胞播散及种植的危险。然而，此法在诊断滤泡型甲状腺癌时，存在一定的局限性，图像中只能判断为滤泡型肿瘤，而无法区分其良、恶性。

（2）组织病理学检查：通过对手术切除的甲状腺肿块进行病理组织学检查，可以确定诊断。对于可切除的甲状腺肿块通常不行术前活检，但在必要时，可行术中冷冻切片检查。

（五）诊断要点

在诊断甲状腺癌时，应与甲状腺腺瘤、结节性甲状腺肿、纤维性甲状腺炎、甲状腺囊肿、亚急性甲状腺炎、慢性淋巴细胞性甲状腺炎等疾病进行区分。

（六）甲状腺癌分型

按照 WHO 病理分型标准，甲状腺癌可以被分为乳头状腺癌、滤泡癌、髓样癌和未分化癌几种类型。

1. 乳头状腺癌

（1）大体形态：微生病变（直径小于 1.0 cm），被称为隐性癌，硬而坚实。大者直径可超过 10.0 cm，硬韧或呈囊性，微小者切面皆为实体性。一般为单发，偶见多发。最小者可为数毫米，如果不注意，易被遗漏。大者一般切面暗红，胶样物甚少，常有钙化，可有包膜，多不完整，有时大部分为囊性，仅部分为实性，囊内含棕色或暗褐色液，可见乳头状突起。

（2）镜检：癌组织由乳头状结构组成，乳头一般细长，常见 3 级以上分支，乳头的中心为纤维血管束，覆以紧密排列的单层或复层立方或砥柱状上皮细胞，细胞大小均匀，胞质丰富，嗜中性或嗜酸性，呈细粒状，有的含小空泡。核圆或椭圆，有细小的核染色质分布。典型者呈磨砂玻璃样表现，可有轻度或无间变，核分裂象偶见。癌组织周围胶质甚少或缺。乳头增生活跃时，癌细胞可呈丛状或片状，有时在同一腺体中可见多个病灶。肿瘤间质中可有纤维化、透明变性、出血及坏死等改变。约半数以上可见同心钙化砂粒体。癌细胞可累及包膜，常侵至周围组织，亦可侵犯淋巴管及血管。微小癌绝大多数为乳头状癌，浸润性生长并伴有明显纤维化，亦称为隐性硬化性癌。

2. 滤泡状癌

（1）大体形态：瘤体大小不一，呈圆形、椭圆形或分叶结节形，切面肉样，褐红色，常被结缔组织分隔成大小不等的叶，常见纤维化和钙化。较大肿瘤常合并出血、坏死或静脉内瘤栓。

（2）镜检：癌细胞仅中度或轻度间变。无乳头形成，无淀粉样物。癌细胞形成滤泡状或腺管状，片块，偶见共壁滤泡。细胞一般分化良好，常似正常甲状腺组织，且滤泡中含胶体，时见部分或全部癌细胞胞质增多，充满嗜酸性红染颗粒，亦称许特莱细胞。常见包膜、血管、淋巴管或神经侵犯，癌组织在包膜外浸润性生长。

3. 髓样癌

（1）大体形态：肿瘤多为单发结节，呈圆形或椭圆形，瘤体大小不一，平均直径 3~4 cm，实性，质硬，切面灰白或淡红，包膜多不完整，偶见钙化。

（2）镜检：癌细胞呈圆形或多边形，体积稍大，大小较一致，轻度间变，胞质有嗜酸颗粒，常见双核，间质有多少不等的淀粉样物质，刚果红染色阳性，有时见淀粉样物质引起异物巨细胞，间质可有钙沉积，少许浆细胞和淋巴细胞，常见侵犯脉管。

4. 未分化癌

（1）大体形态：一般瘤体较大，常累及双侧及甲状腺外的组织。切面暗红或灰白，无包膜，边缘不清，质脆，肉样，常见大片坏死。

（2）镜检：小细胞分为致密型和弥散型。前者癌细胞小，紧密排列成条索或团块状，核分裂象多，多形性不明显，间质为纤维组织或透明性组织；后者癌细胞弥散排列，似恶性淋巴瘤，常见不典型的核分裂象，癌细胞不产生网状纤维，间质很少，有透明变性，常侵犯血管。巨细胞癌在未分化癌中最为常见，细胞大，呈多形性，有的呈梭形，似纤维肉瘤，或呈带状，似横纹肌肉瘤，或混合存在，常见多核细胞，核分裂象多见而不典型。

（七）甲状腺癌分期

目前，甲状腺癌的分期国内外最为通用的是 TNM 分期，这一分期标准可参照 AJCC 2018 年开始实施的第 8 版的 TNM 分期标准。值得注意的是，影响甲状腺癌预后的因素首先是病理分型，因为不同的病理类型预后差别很大。与其他恶性肿瘤不同的是，年龄对于分化型甲状腺癌的分期具有重要影响，甚至有学者认为甲状腺癌的分期不单单是 TNM 分期，而应该是 a（age）-TNM 分期。

此外，当存在多个病灶时，应以最大的病灶直径来定义 T 分期。

1. 甲状腺癌 TNM 分期

（1）T：原发肿瘤。①$T_x$，原发肿瘤无法评价。②$T_0$，无原发肿瘤证据。③$T_1$，局限于甲状腺内，最大直径≤2 cm，可再按照肿瘤是否>1 cm 分为 $T_{1a}$（肿瘤直径≤1 cm）和 $T_{1b}$（1 cm<肿瘤直径≤2 cm）。④$T_2$，局限于甲状腺内，最大径>2 cm 且≤4 cm。⑤$T_3$，局限于甲状腺内，最大径>4 cm，或任何大小的肿瘤伴有明显的侵袭带状肌的腺外侵袭，进一步细分为 $T_{3a}$（局限于甲状腺内，最大径>4 cm）和 $T_{3b}$ ［任何大小的肿瘤伴有明显的只侵袭带状肌的腺外侵袭，（包括胸骨舌骨肌、胸骨甲状肌、甲状舌骨肌、肩胛舌骨肌）］。⑥$T_4$，肿瘤侵犯带状肌以外的其他组织器官，其中 $T_{4a}$ 为任何大小的肿瘤浸润超过甲状腺包膜至皮下软组织、喉、气管、食管及喉返神经，而肿瘤侵犯椎前筋膜或包绕颈动脉或纵隔血管则定义为 $T_{4b}$。

（2）N：区域淋巴结包括颈正中部淋巴结、颈侧淋巴结、上纵隔淋巴结。①$N_x$，区域淋巴结无法评估。②$N_0$，无区域淋巴结转移。③$N_1$，存在区域淋巴结转移，其中转移到Ⅵ、Ⅶ区淋巴结（中央区淋巴结：气管前、气管旁、喉前、上纵隔区）为 $N_{1a}$，转移到单侧、双侧、对侧颈部（Ⅰ、Ⅱ、Ⅲ、Ⅳ、Ⅴ区）淋巴结为 $N_{1b}$。与第 7 版 AJCC 分期不同的是，第 8 版分期明确定义了 $pN_0$，即 1 个或多个经细胞学或组织学证实为良性的淋巴结为 $pN_0$。

（3）M：$M_0$ 无远处转移，$M_1$ 有远处转移。

甲状腺癌的 TNM 分期：分化型甲状腺癌自第 2 版 AJCC 分期开始，即以 45 岁为界线，以此区分不同分期。近年来随着治疗手段的进步和甲状腺微小癌的大量检出，甲状腺癌的预后与以往相比有了显著改善。因此，第 8 版 AJCC 分期中，将年龄的分界线调整为 55 岁。与分化型甲状腺癌不同，髓样癌起源于滤泡旁细胞，虽然 AJCC 关于分化型甲状腺癌的 TNM 分期也适用于髓样癌，但是在评估髓样癌的预后时，还需要考虑到基因突变、降钙素和癌胚抗原（CEA）等因素。对于所有的甲状腺未分化癌，在旧版分期中，无论肿瘤的大小和淋巴结状态如何，均被归为 $T_4$ 期，而新版分期中则对其进行了进一步的细分，这也意味着对于肿瘤较小、较为局限的未分化癌仍有可能获得手术治疗的机会。

（八）中医证型

1. 气郁痰凝证

证候：急躁易怒，颈前瘿瘤韧实，皮色如常，按之不痛，吞咽时可随喉核上下活动。舌淡红，苔薄白或白腻，脉弦滑。

2. 瘀毒互结证

证候：颈前瘿瘤质地坚硬，疼痛如针刺或刀割样，或肿物部位青筋显露，舌质青紫或见瘀斑、瘀点，脉弦或涩。

3. 瘀热锁喉证

证候：颈前瘿瘤红肿热痛，声嘶咳嗽，痰黄或伴有血丝，呼吸不畅，气促气憋，甚至唇面发绀，喉中痰鸣，或吞咽不下，或吞咽时疼痛，舌红伴有瘀斑、瘀点，苔黄，脉数或涩。

4. 痰浊流窜证

证候：除颈前肿物外，颈一侧或双侧可触及韧实肿块，或有咳嗽，或有眩晕、头痛呕吐、手足麻木不利，或胁肋胀痛，舌淡红，苔白腻，脉滑。此型见于出现如肺、脑、肝等远处转移者。

5. 肝气郁结证

证候：情志抑郁，胸闷不舒，口干，便秘，颈部瘿肿质硬，不随吞咽上下活动，遇郁怒肿块增大。舌质红暗，苔薄微黄，脉弦细。

6. 痰湿凝聚证

证候：胸闷痰多，肢体倦怠，胃纳不佳，颈部瘿肿质硬，不随吞咽上下活动。舌质淡暗，苔白腻，脉滑或濡细。

## 五、鉴别诊断

（一）西医鉴别诊断

甲状腺癌应与甲状腺腺瘤、结节性甲状腺肿、纤维性甲状腺炎、甲状腺囊肿、亚急性甲状腺炎、慢性淋巴细胞性甲状腺炎等鉴别。

1. 甲状腺腺瘤

甲状腺腺瘤多见于20~30岁的年轻人，女性居多。多数为生长缓慢的颈前肿块，肿物较小时，无任何症状；当肿块较大时，可有呼吸困难或吞咽困难；有时肿块突然增大和疼痛，常为囊内出血所致。检查多为单结节，边界清，表面光滑，无颈部淋巴结转移和远处转移灶，一般无神经损害症状。

2. 结节性甲状腺肿

结节性甲状腺肿多见于中年以上妇女，病程可长达十几年至数十年。病变累及双侧甲状腺，为多结节，大小不一，结节表面光滑，可随吞咽上下活动。病程长者，可有囊性变，没有其他自觉症状。

### 3. 亚急性甲状腺炎

本病较常见于中壮年妇女。常认为是由病毒感染所致，病期数周或数月，发病前常有呼吸道感染病史，伴有轻度发热和其他全身症状，经数周病程，可自愈，服少量碘、泼尼松类药物或小剂量 X 射线（800~1 000 cGy）治疗，效果良好。

### 4. 慢性淋巴细胞性甲状腺炎（桥本氏甲状腺炎）

慢性淋巴细胞性甲状腺炎多发生在 40 岁以上的妇女，35 岁以下少见，为慢性进行性双侧甲状腺肿大，橡皮样硬实，表面有结节，临床上与癌难于鉴别，但不粘连或固定于甲状腺周围的组织。本病对肾上腺皮质激素反应较敏感，一般口服泼尼松 5 mg，每日 3 次，1 周左右可见明显缩小，用小剂量 X 射线（800~1 000 cGy）治疗，效果显著。

### 5. 纤维性甲状腺炎（慢性木样甲状腺炎）

纤维性甲状腺炎为慢性纤维增殖性疾病，常发生于 50 岁左右的妇女，病史较长，平均病期 2~3 年。甲状腺呈普遍性中等度增大，质硬如木样，但常保持甲状腺原来的外形，有进行性发展倾向，常与周围组织固定并出现压迫症状。放疗无效，可行手术探查，并切除峡部，以缓解或预防压迫症状。

### （二）中医类证鉴别

### 1. 颈部胀满疼痛

甲状腺癌初期，可出现颈部胀满，或无症状；中晚期随着肿块的增大，局部压迫，侵犯邻近组织，可出现颈部疼痛，多为肝郁不舒，脾失健运，痰湿凝聚，随肝气上逆于颈部所致。其痛多为实证，痛如针刺，固定不移，初起时为轻微疼痛，随着病情进展，疼痛不断加剧，甚则夜不能寐。

### 2. 颈部肿块

颈部肿块为常见症状，多因情志内伤，肝脾受累，运化失司，津液失去布敷，凝聚成痰，痰凝与气郁相互搏结，交阻于颈，遂形成肿块，继之气郁而致血行不畅，瘀阻经络，痰凝又更阻碍血运，痰瘀交凝，瘿肿更趋坚硬。实证肿块多质硬或坚，伴胀痛或压痛，可随吞咽上下活动或固定不移；虚证肿块以质中为多，多伴全身乏力、精神萎靡、头晕目眩等症状。

## 六、治疗

### （一）治疗原则

甲状腺癌的治疗以外科手术为主，包括原发性肿瘤和颈部淋巴结转移癌的手术切除，辅以内分泌治疗。对于手术切除不彻底或有骨等远处转移者，可采用内、外照射治疗及化疗。甲状腺癌患者在进行西医治疗时及治疗后，应积极配合中医药治疗。通过中西医结合治疗，能明显提高疗效，降低手术、化疗及放疗的不良反应，从而延长患者的生存期，提高患者的生存质量。

（二）中医治疗

中医认为本病初起多实，病久则由实转虚，尤以气虚、阴虚为主，以致成为虚实夹杂之证。其病机多与肝、脾、心、肾有关，临床诊治多以疏肝、健脾、养心、滋肾及理气、化瘀、祛痰、软坚散结为主，治疗时将扶正和祛邪相结合。

1. 辨证论治

（1）气郁痰凝证

治则：行气化痰散结。

方药：取延胡索 20 g、青皮 10 g、香附 10 g、生半夏 30 g、生南星 30 g、紫苏子 15 g、浙贝母 20 g、浮海石 30 g、生牡蛎 90 g、黄药子 10 g、木香 9 g（后下）、郁金 12 g，加入 2 500 mL 水，文火煎成 350 mL 的药汁，餐后服。

加减：肿块较硬者，加三棱、莪术、露蜂房；胸胁胀满者，加元胡、瓜蒌；咽部梗阻肿痛者，加桔梗、牛蒡子、木蝴蝶、射干；年老体弱或服药后出现神倦乏力、面色少华等虚弱症状者，加炙黄芪、党参、当归、黄精等。

（2）瘀毒互结证

治则：活血化瘀，解毒散结。

方药：三棱 15 g、莪术 15 g、穿山甲 20 g、泽兰 15 g、三七 9 g、桃仁 10 g、夏枯草 30 g、猫爪草 30 g、王不留行 12 g、黄药子 12 g、生牡蛎 30 g、海蛤壳 30 g、蜂房 15 g、土鳖虫 10 g。

加减：郁久化火、烦热、舌红者，加丹皮、栀子、夏枯草；神疲乏力、便溏者，加白术、山药。

（3）瘀热锁喉证

治则：清热泻火，祛瘀散结。

方药：龙胆草 9 克、夏枯草 30 g、七叶一枝花 20 g、山豆根 12 g、白毛藤 15 g、玄参 15 g、桃仁 10 g、土鳖虫 12 g、三棱 15 g、莪术 15 g、穿山甲 20 g、青黛 3 g（冲服）、胆南星 15 g、川贝母 9 g、黄药子 12 g、蜈蚣 5 条。

加减：毒热炽盛、大便干结不通者，加桃仁、玄参、首乌润肠通便；火毒伤阴，症见口干多饮、小便短赤者，加旱莲草、石斛、沙参、麦冬。

（4）痰浊流窜证

治则：化痰散结通络。

方药：生南星 30 g、生半夏 30 g、浙贝母 15 g、蜈蚣 5 条、全蝎 15 g、僵蚕 15 g、守宫（壁虎）15 g、地龙 30 g、黄药子 10 g、山慈菇 15 g、天麻 12 g、白术 15 g。

加减：口干声嘶者，加元参 15 g、石斛 15 g；肿块坚硬者，酌情加入青皮 10 g、壁虎 3 条；消瘦乏力者，加党参 25 g、黄精 20 g；胸闷不舒者，加枳壳 15 g、瓜蒌皮 15 g。

（5）肝气郁结证

治则：疏肝理气，消瘿散结。

方药：海藻玉壶汤加减（猫爪草 30 g，海藻、浙贝母、昆布、海带、夏枯草、郁金、黄药子各 15 g，法半夏 12 g，青皮、柴胡各 10 g，陈皮 6 g）。

加减：痰多咳嗽者，加浙贝母 15 g、法半夏 12 g。胃纳不佳者，加麦芽 30 g、神曲 10 g 等。

（6）痰湿凝聚证

治则：健脾化痰，消瘿散结。

方药：四海舒郁丸加减（海蛤壳、猫爪草各 30 g，海藻、昆布、海带、黄药子、党参、茯苓、海浮石、白术各 15 g，乌贼骨 10 g，陈皮 6 g）。

加减：郁久化火、灼伤阴津、症见烦躁易怒者，加生牡蛎（先煎）30 g、夏枯草 15 g、野菊花 15 g；心悸失眠者，加麦冬 15 g、夜交藤 15 g、远志 6 g；病程日久、气血亏损、症见眩晕少气者，加生黄芪 30 g、太子参 30 g。

2. 经验方

（1）昆布 12 g、海藻 12 g、夏枯草 15 g、牡蛎（先煎）30 g、生地黄 30 g、三棱 10 g、莪术 10 g、穿山甲 10 g、甘草 3g。水煎服，每天 1 剂，分 2 次服。

（2）海元汤：海藻 12 g、昆布 12 g、土鳖虫 10 g、全蝎 10 g、益母草 30 g、瓦楞子 30 g、山豆根 10 g、料姜石 60 g。水煎服，适用于瘿瘤迅速增大、凹凸不平、吞咽受限者。

（3）海莲汤：海藻 12 g、昆布 12 g、牡蛎 30 g、夏枯草 30 g、土贝母 10 g、黄药子 10 g、半枝莲 30 g、清半夏 15 g、陈皮 10 g、料姜石 60 g。水煎服，适用于颈部单个瘿块、质硬、活动受限、胸闷咳嗽多痰者。

（4）芪菊汤：黄芪 60 g、北沙参 30 g、夏枯草 30 g、山豆根 10 g、重楼 10 g、黄药子 10 g、瓦楞子 30 g、淫羊藿 15 g、野菊花 30 g、昆布 15 g、生地黄 30 g、料姜石 60 g。水煎服，适用于心悸气短、乏力、自汗，或盗汗、声嘶、口干欲饮、头晕、目眩、纳少之气血两亏者。

（5）昆布汤：夏枯草 30 g、天南星 10 g、海藻 10 g、昆布 10 g、柴胡 12 g、郁金 15 g、瓦楞子 30 g、黄药子 10 g、制香附 15 g、全蝎 10 g、蜂房 10 g、料姜石 60 g。水煎服，适用于肿块硬实胀痛、推之不动、胸闷气憋、呼吸困难障碍者。

（6）菊圆汤：重楼 10 g、山豆根 10 g、鱼腥草 30 g、瓦楞子 30 g、野菊花 30 g、白花蛇舌草 60 g、郁金 15 g、柴胡 15 g、全蝎 10 g、土鳖虫 10 g、料姜石 60 g。水煎服，适用于肿物发展较快、灼热疼痛、呼吸困难、声嘶、咳嗽痰黄、大便干结、尿黄者。

（7）补藤汤：女贞子 30 g、旱莲草 30 g、补骨脂 30 g、骨碎补 30 g、透骨草 30 g、鸡血藤 30 g、络石藤 30 g、海藻 30 g、肉苁蓉 30 g、怀山药 15 g、牛膝 15 g、木瓜 15 g。水煎服，适用于甲状腺癌骨转移者。

4. 口服中成药

（1）六军丸：蜈蚣（去头足）、蝉蜕、全蝎、僵蚕（炒去丝）、夜明砂、穿山甲各等分，上药共研为细末，以神曲糊为丸，如粟米大，朱砂为衣。每次 0.9 g，空腹用酒送下，具有活血通络，解毒散结的功效。

（2）五海丸：海螺、海蛤粉各 20 g，海藻、海螵蛸各 15 g，昆布、龙胆草、青木香各 10 g，上药共研为细末，入蜂蜜为丸，每丸 6g。每日服 2 丸，每日 3 次，具有清热化痰、行气的作用。

（3）守瘿丸：杏仁（去皮尖，研末）、通草各 60 g，牛蒡子 45 g，昆布、射干、诃黎勒、海藻各 120 g，上药共研为细末，入蜂蜜为丸，每丸如弹子大小。每日服 1 丸，每日 3 次。

5. 静脉注射中成药

（1）康莱特注射液：缓慢静脉滴注 100～200 mL，21 天为一疗程，间隔 3～5 天，可进行下一疗程。联合放化疗时，可酌减剂量。健脾利水、清热渗湿，适用于不宜手术的气阴两虚、脾虚湿困患者。配合放化疗有一定的增效作用，对于中晚期患者具有一定的抗恶病质和止痛作用。

（2）复方苦参注射液：静脉滴注，一次 10～20 mL，用 250 mL 0.9% 生理盐水稀释后使用，每日 1 次，具有清热解毒、抗癌散结的作用。儿童酌减，全身用药总量 250 mL 为一疗程，一般可连续使用 2～3 个疗程。

（3）榄香烯乳注射液：静脉滴注，每次 0.2～0.5 g，每日 1 次，每 5～10 天为一疗程，具有扶正抗癌的作用。榄香烯属细胞毒类抗癌中药，对甲状腺癌具有较好的疗效。

6. 其他治法

（1）外治法：①瘿瘤膏：蜈蚣（炙）3 条，全蝎、天龙尾、儿茶、蟾酥各 3 g，黄升 1.5 g。上药共研为末，以凡士林 20 g 调和备用。每次以适量涂于纱布贴于肿块处，贴后见肿块发红，瘙痒时暂停使用，皮肤恢复正常后再继续使用。②秘传敛瘤膏：血竭、轻粉、龙骨、海螵蛸、象皮、乳香各 3 g，鸡蛋 15 枚（煮熟后用蛋黄熬油，取 20 mL）。上药共研为细末，加入鸡蛋油内搅匀，每日早晚先以甘草汤洗净患部，再用鸡翎蘸此药涂患处，膏药盖贴。③阿魏消痞膏：槐柳桃枝 45 g，羌活、独活、玄参、官桂、赤芍、穿山甲、生地黄、两头尖、大黄、白芷、天麻、红花各 15 g，木鳖子（去壳）10 枚，头发 1 团。上药用香油二斤四两，煎黑去渣入发，再煎至发化，入黄丹收膏，以软硬适中为度。阿魏、芒硝、苏合香油、乳香、没药 45 g，麝香 9 g，研为细末，入膏，退火，摊于布上。将膏药烘热贴于患处，7 天 1 次。

（2）食疗法：甲状腺癌患者饮食宜清淡，忌食煎炒燥热、肥甘厚味、寒湿生冷及辛辣刺激之品。手术后患者饮食宜以健脾益气为主，选用白术、党参、北黄芪、怀山药、云茯苓等；放疗时阴血损伤，饮食以滋阴养血为主，多食新鲜蔬菜、水果；化疗时气血损伤，饮食以益气血为主，选用白木耳、鲜鱼、香菇、燕窝等，可辨证选食用药膳方。①肝气郁结：a. 夏枯草海带鸽肉汤。取白鸽 1 只，海带 30 g，夏枯草 15 g。先将白鸽去毛、去内脏、去脚爪，洗净斩件；夏枯草洗净，海带浸泡后洗净切丝。然后把夏枯草放入锅内，加水适量，武火煮沸后，文火煮 30 分钟，去渣；放入白鸽、海带，煮 1 小时，调味即可，随量加减。b. 发菜蚝豉瘦肉汤。取瘦肉 100 g，蚝豉 30 g，发菜 15 g。先将发菜浸后洗净，蚝豉浸软洗净，瘦肉洗净切片。然后把蚝豉放入锅内，加清水适量煮沸，放入瘦肉，文火煮 1 小时，再放入发菜煮 10 分钟，调味即可。随量饮用，或佐膳。②痰湿凝聚：a. 黄豆蚝豉猪骨汤。取猪脊骨 250 g，黄豆 90 g，蚝豉 60 g。先将黄豆洗净，泡半小时，蚝豉洗净，猪脊骨洗净斩件。把全部用料一起放入锅内，加清水适量，武火煮沸后，文火煮 2 小时，调味即可，随量饮用。b. 昆布海藻黄豆汤。取黄豆 150 g，昆布、海藻各 30 g。将其共煮汤后，加盐或糖调味服食，每日 1 次，可常服。

（三）西医治疗

1. 外科手术治疗

手术是甲状腺癌的首选治疗方法，一旦确诊，只要条件许可，就应彻底清除原发灶和转移灶，以防转移和复发，从而达到治愈的目的。这是甲状腺癌手术治疗的基本原则。根据病灶的大小、周围组织受浸润的程度、有无转移和转移范围来决定手术的形式。肿瘤局限于一侧腺叶者，可做一侧腺叶加峡部切除术；若肿瘤已侵犯对侧腺叶者，应做甲状腺次全切除术或全切除术；若已出现同侧颈部淋巴结转移者，应做颈部淋巴结清扫加甲状腺单叶、峡部切除术；若双侧颈部淋巴结均已有转移者，可先做化疗，若转移灶消失，可考虑做原发灶切除。

2. 化疗

甲状腺未分化癌的化疗敏感性高于分化型甲状腺癌，常用的化疗药物有博来霉素（bleomycin，BLM）、阿霉素（adriamycin，ADM）、顺铂（DDP）、长春新碱（vincristine，VCR）等。常用化疗方案如下。

（1）AP 方案：ADM+DDP。此方案每 3 周重复 1 次。

（2）AVP 方案：ADM+VCR+BLM。此方案每 3 周重复 1 次。

3. 外放射治疗

各种类型的甲状腺癌对放射线的敏感性差异很大，几乎与甲状腺癌的分化程度成反比，分化越好敏感性越差，分化越差敏感性越高。所以甲状腺未分化癌的放疗效果最好。因此对于未分化癌的治疗方法首选放疗，手术治疗为辅助治疗手段。仅有少数早期病例可以接受手术治疗，但为了提高疗效减少复发的机会，术后还应给予常规治疗。未分化癌给予放疗后，原发灶明显缩小，使压迫解除，疼痛消失短期效果显著。不过缓解期较短，为 3~6 个月，最后仍可能死于远处转移。

分化型的甲状腺癌对放射线不敏感，而且甲状腺邻近的器官如气管、甲状软骨、脊髓等，对放射线的耐受性低，一般情况下不宜单纯做放疗，但为以下情况之一者，可进行放疗。

（1）对于手术无法将肿瘤侵犯部位全部切除者，术后应辅助放疗。

（2）对于未分化型甲状腺癌无论是否已做手术切除，放疗有一定效果。

（3）对于无法承受手术者，如体弱或严重心肺疾患者，可做姑息放疗。

4. $^{131}$I 内放射治疗

很多分化型甲状腺癌具有吸碘功能，放射性高度浓集于肿瘤组织中，可起内放射作用，而对周围组织放射损害很小。一般认为分化较好的甲状腺癌的癌组织吸收$^{131}$I 较多，故对分化较好的甲状腺癌如乳头状癌或滤泡状癌，其疗效优于分化较差的甲状腺癌。总之，对于那些复发或远处转移而又不能手术切除的病灶，只要肿瘤内含有功能性的滤泡能显示出吸碘功能，就可以用放射性碘治疗，近年来有人把$^{131}$I 治疗当作是分化型甲状腺癌的一种常规辅助治疗措施，以提高疗效。

$^{131}$I治疗属于内放射治疗，对滤泡状癌的疗效高于分化差的甲状腺癌。采用口服给药，其用量包括消除剂量和转移灶治疗剂量。

（1）消除剂量：指消除术后残留的有摄$^{131}$I功能的组织所需要的剂量，其用量有3种。①低剂量，一般用1.1 GBq，一次口服，可在门诊治疗。②大剂量，一次口服2.8~5.5 GBq，因全身吸收剂量大，应住院给药。③固定剂量方案，一次口服3.7~5.5 GBq，应住院给药。

（2）转移灶治疗剂量：现大多数学者采用3.7~7.4 GBq的标准固定剂量。

$^{131}$I治疗的副作用有骨髓抑制，多数属轻度和可逆性。$^{131}$I用量较大者，初期可出现腮腺炎，表现为腮腺部位疼痛、口干，症状程度与$^{131}$I用量有关。

5. 靶向治疗

美国国家癌症中心（NCI）最新的肿瘤靶向药物数据库显示，甲状腺癌的靶向药物有卡博替尼、凡德他尼、索拉菲尼和乐伐替尼。

（1）索拉菲尼：为首个口服的小分子多激酶抑制剂，可以靶向抑制多种激酶的活性，其主要通过对Raf激酶的靶向抑制作用，阻断Raf-MEK-ERK信号转导通路，介导细胞凋亡和抑制肿瘤细胞的增殖，从而发挥抗肿瘤的作用。索拉菲尼用于治疗甲状腺髓样癌及复发转移分化型甲状腺癌的临床获益较为明确，但治疗甲状腺未分化癌的临床疗效尚不确切，需要更多的临床试验进一步评估。使用索拉菲尼时，应注意手足皮肤综合征、腹泻等不良反应，尤其在索拉菲尼剂量调整的过程中，更应注意。

（2）凡德他尼：是一种合成型苯胺喹唑啉化合物，为多靶点酪氨酸激酶抑制剂，凡德他尼用于放射性碘耐受型晚期甲状腺癌及晚期甲状腺髓样癌患者的治疗。凡德他尼的临床有效性已被多个临床试验证实，在使用该药物时，应主要注意心血管及消化系统等不良反应的发生，总体耐受性良好。

（3）卡博替尼：为酪氨酸激酶抑制剂，其作用靶点包括ME、VEGFR-2、RET等，卡博替尼能明显延长进展期甲状腺髓样癌患者的无进展生存期（PFS），临床疗效明显。药物不良反应可有腹泻、手足综合征、体重减轻、食欲减退、恶心、疲乏等。

（4）乐伐替尼：为口服的受体酪氨酸激酶抑制剂，具有多个抑制靶点，被批准用于局部复发或转移的放射性碘治疗耐药型分化型甲状腺癌患者。其他如舒尼替尼、帕唑帕尼、莫特塞尼、阿西替尼、维A酸等新型药物也被逐渐投入临床试验的研究。

另外，联合靶向药物治疗进展期甲状腺癌也是治疗难治性甲状腺癌的一大重要突破口。靶向药物之间的联合运用、靶向药物联合其他治疗方法（如联合放化疗）等方案均可被纳入未来研究的方向之中。

6. 其他治疗

有研究发现，雌激素对甲状腺的生长有影响，正常的甲状腺组织和甲状腺癌组织中有不同含量的雌激素受体（estrogen receptor，ER），甲状腺乳头状腺癌的 ER 阳性率达 44%，表明这种类型的甲状腺癌可能是雌激素依赖型肿瘤，可试用 ER 抑制剂进行治疗。目前使用较多的是他莫昔芬，用法是每日 2 次，每次 20 mg，疗程长短尚未有统一标准。

（四）疗效标准

1. WHO 实体瘤疗效判定标准

（1）完全缓解（CR）：可见肿瘤消失并持续 1 个月以上。

（2）部分缓解（PR）：肿瘤两个最大的相互垂直的直径乘积缩小 50% 以上并持续 1 个月以上。

（3）稳定（NC）：肿瘤两个最大的相互垂直的直径乘积缩小不足 50%，增大不超过 25% 并持续 1 个月以上。

（4）恶化：肿瘤两个最大的相互垂直的直径乘积增大超过 25%。

2. 生活质量评价标准

手术和放化疗治疗后的疗效评价以生活质量改善为标准，采用 EORTC（欧洲癌症治疗研究组织）-QLQ-C30 量表，该表为自评式生活质量表，共 30 个项目，包括 6 个功能量表：躯体功能、角色功能、认知功能、情绪功能、社会功能、总体健康状况等。它从机体功能、心理状态、社会状态和自觉状态等多个角度对患者进行评价。

评价方法：于治疗前和各个观察周期分别将上述 6 个评价项目的各分值相加，得出各个项目的总得分。疗效百分比=（治疗前总得分-治疗后总得分）÷治疗前总得分×100%。

显效：积分减少≥75%。

有效：50%≤积分减少<75%。

稳定：25%≤积分减少<50%。

无效：积分减少<25%。

# 乳 腺 癌

## 一、概述

乳腺癌是乳腺导管上皮细胞在各种内外致癌因素的作用下异常增生后，恶性变形成的肿瘤，是女性常见恶性肿瘤之一，以乳腺肿块为主要临床表现，侵袭性高，病程进度相对缓慢。癌细胞的生物行为发生改变，呈现出无序、无限制的恶性增殖。其组织学表现形式是大量的幼稚化癌细胞无限增殖和无序状地拥挤成团，挤压并侵蚀破坏周围的正常组织，破坏乳房的正常组织结构。在中医学中属于"乳岩""乳石痈"范畴。20世纪以来乳腺癌的发病率在世界各地均有上升的趋势。在欧洲、北美洲占女性恶性肿瘤发病的第一、第二位。中国于20世纪90年代初便有乳腺癌患者20万，每年新发病例约5万。

## 二、西医病因及病理机制

### （一）病因

乳腺癌的病因还没有完全明确，绝经前和绝经后雌激素是刺激发生乳腺癌的明显因素。此外，遗传因素、饮食因素、外界理化因素，以及某些乳房良性疾病与乳腺癌的发生有一定关系。已知的几种诱发乳腺癌的主要因素如下。

1. 年龄

在女性中，发病率随着年龄的增长而上升，在月经初潮前罕见，20岁前亦少见，但20岁以后发病率迅速上升，45~50岁较高，约占全部患者的75%，但趋势相对的平坦，绝经后发病率继续上升，到70岁左右达到最高峰。死亡率也随年龄而上升，在25岁以后死亡率逐步上升，直至老年仍保持上升趋势。

2. 遗传因素

妇女中有第一级直亲家族的乳腺癌史者，其乳腺癌的危险性是其他人群的

2~3 倍。

### 3. 其他乳房疾病

患有一侧乳腺癌者，其对侧发病率较正常人偏高；患有慢性乳腺囊性增生病，伴有乳头状瘤，且病理结构活跃者，可增加乳腺癌的患病风险。

### 4. 月经初潮年龄

初潮年龄早于 13 岁者，患病风险为初潮年龄大于 17 岁者的 2.2 倍。

### 5. 绝经年龄

绝经年龄大于 55 岁者比小于 45 岁的患病风险高。

### 6. 第一次怀孕年龄

患病风险随着初产年龄的推迟而逐渐增高，初产年龄在 35 岁以后者的危险性高于无生育史者。

### 7. 哺乳时间

产后未曾哺乳者乳腺癌发病的危险性增高，哺乳总时间与乳腺癌危险性呈负相关。

### 8. 药物

口服避孕药，绝经后补充雌激素，在更年期长期服用雌激素可能增加乳腺癌的患病风险。

### 9. 卵巢功能

乳腺受卵巢激素的调节。雌激素是乳腺发育的基本刺激素，亦是乳腺肿瘤发病的先决条件之一。目前已有临床检查的支持与动物实验证明，雌酮和雌二醇的异常增加与雌三醇的缺乏是乳腺肿瘤的发病原因之一。男性乳腺癌患者少见，约为女性患者的 1%，这可能与男性无卵巢激素有关。

### 10. 饮食习惯

吸烟、饮酒、摄入大量的脂肪可以增加乳腺癌的患病风险。

### 11. 放射线作用

有多次 X 线胸部透视或胸片检查史者，或乳腺区域接受过放疗者，其乳腺所受射线剂量较大，而放射电离辐射与乳腺癌的发病有关。

### 12. 体重

肥胖可能是绝经期后妇女发生乳腺癌的重要危险因素。

### 13. 精神因素

焦虑、紧张可抑制抗癌瘤的免疫。

## （二）病理机制

2011 年 WHO 将乳腺癌分为非浸润性癌和浸润性癌，前者包括导管原位癌、小叶原位癌和伴导管原位癌的 Paget′s 病，后者包括浸润性小叶癌和浸润性导管癌，少见类型包括髓样癌、硬癌、腺样囊性癌、黏液腺癌、大汗腺样癌、鳞状细胞癌等。

### 三、中医病因及病理机制

中医认为，其发生与正气不足和七情内伤有关。正气内虚、脏腑阴阳失调，是本病的主要基础；七情内伤、郁结伤脾、所愿不遂是形成本病的主要病因。肝主疏泄，郁怒伤肝，肝郁气滞；脾主运化，忧思伤脾，运化失常，内生痰湿。无形之气郁与有形之痰浊相互交凝，结滞乳中而生有形之核。肝肾不足，气虚血弱，冲任二脉空虚，气血运行失常，以至冲任失调，气滞血瘀，久则聚痰酿毒，相互搏结于乳中而成癌瘤。乳岩手术耗伤气血，加之化疗药物乃伤正之口，损伤脾胃，气血生化不足，放疗则热毒伤阴。因此乳腺癌是因虚得病，因虚致实，虚以阴虚、气血不足、气阴两虚多见；实以气滞、血瘀、痰凝、毒聚为主，是一种全身属虚、局部邪实的疾病。

### 四、诊断

（一）病史采集

1. 询问与乳腺癌发生的有关病史，如月经情况、婚育史、哺乳史、既往有无乳腺疾患、有无过多的 X 线胸透或胸片检查史、有无妇科疾病、有无乳腺癌家族史。

2. 何时发现乳腺肿物，有无疼痛、疼痛与月经期有无关系、生长速度如何。

3. 乳头有无溢液或糜烂。

4. 腋下有无肿块，何时发现。

5. 有无胸痛、咳嗽、骨痛等。

6. 乳腺癌相关检查治疗史，如确诊方式、手术方式、病理类型、放化疗史、内分泌治疗史、相关的主要副作用。

（二）物理检查

1. 望诊

首先检查两侧乳腺外形、大小及位置是否对称，皮肤有无橘皮样改变、水肿、破溃及卫星结节，乳头表皮有无糜烂及脱屑。

2. 肿块触诊

触诊必须轻柔，用手指平触，如发现肿物，要明确部位、外形、边界、大小、个数、表面状况、硬度与活动度。

3. 乳头检查

乳头是否与肿物粘连或固定，有无溢液。

4. 腋窝及锁骨上淋巴结检查

（三）诊断要点

1. 乳腺 X 线摄影

有干板照相和钼靶 X 线照相两种方法。常规体位包括双侧内外侧斜位（MLO）及头足位（CC）。对常规体位显示不佳或未包全乳腺实质者，可根据病灶位置选择补充体位。为使病灶显示效果更佳，必要时可实施一些特殊的摄影技术，如局部加压摄影、放大摄影或局部加压放大摄影等。

2. B 超检查

用于所有疑诊乳腺病变的人群。可同时进行乳腺和腋窝淋巴结检查。乳腺超声扫描体位常规取仰卧位，扫描范围自腋窝顶部至双乳下界，包括全乳及腋窝。

3. MRI

MRI 不作为乳腺癌诊断的常规检查项目。可用于乳腺癌分期评估，确定同侧乳腺肿瘤范围，判断是否存在多灶或多中心性肿瘤。初诊时可用于筛查对侧乳腺肿瘤。同时，MRI 有助于评估新辅助治疗前后的肿瘤范围、治疗缓解状况，以及是否可以进行保乳治疗。

4. 病理学诊断

（1）脱落细胞学检查：早期管内癌有乳头溢液者，可将液体做涂片细胞学检查，乳头糜烂疑 Paget′s 病者可做刮片或印片检查。

（2）针吸细胞学检查：可部分代替冰冻切片检查，阳性可确诊。阴性不能除外，应进一步做活组织检查，操作时应注意避免造成肿瘤的播散。

（3）活组织检查：包括切除及切取活检。除非肿瘤很大，一般均以切除活检为宜。最好能同时做冰冻切片检查，如果恶性的则做根治性手术。标本应常规做受体测定。如无冰冻切片检查条件，病理证实后，应在不迟于 2 周内做手术治疗。

（四）分型

乳腺癌分为非浸润性癌、早期浸润性癌和浸润性癌三大类。

1. 非浸润性癌

又称原位癌，指癌细胞局限在导管基底膜内的肿瘤。按组织来源又分为。

（1）小叶原位癌：来自乳腺小叶内导管或小叶内末梢导管，约占乳腺癌的 1.5%。

（2）导管内癌：来自乳腺中小导管的肿瘤。

2. 早期浸润癌

癌组织开始突破基底膜，刚向间质浸润的时期。根据形态不同分为早期浸润性小叶癌和早期浸润性导管癌。

3. 浸润性癌

癌组织向间质内广泛浸润，形成各种结构的癌组织和间质相混杂的图像。包括以下几种类型。

（1）浸润性小叶癌：小叶内癌的癌细胞突破基底膜及小叶范围，向间质内浸润，癌细胞常围绕导管呈同心圆结构而形成靶样图像。

（2）浸润性导管癌：导管内癌的癌细胞突破基底膜，向间质内浸润，部分区域内还可见到导管内癌成分。

（3）单纯癌：是最常见的乳腺癌类型，占80%以上。体积往往较小，形态特点是癌组织中主质和间质的比例相当，其形态复杂、多样，癌细胞常排列成巢、索、腺样或呈片块状。

（4）髓样癌（无淋巴细胞反应者）：镜下可见癌细胞排列成片块状或巢状，排列紧密，癌巢周围少量纤维组织增生，无淋巴细胞反应。

（5）硬癌：镜下可见癌细胞形成小巢状或条索状，细胞异形性显著，核分裂易见，间质多于主质，致密的纤维组织可发生胶原变性、钙化或骨化。

（6）腺癌：癌实质中腺管状结构占 1/2 以上，癌细胞异形性明显，腺管形状不规则。

（7）浸润性特殊类型乳腺癌：①Paget′s 病。②乳头状癌。③伴有大量淋巴细胞浸润的髓样癌。④腺样囊性癌：直径一般不超过 3 cm，无皮肤粘连。⑤黏液腺癌。⑥大汗腺样癌。⑦鳞状细胞癌。

（五）临床分期

1. 原发肿瘤（T）

$T_x$：原发肿瘤无法评估。

$T_0$：无原发肿瘤的证据。

Tis：原位癌（包括导管原位癌及不伴有肿块的乳头 Paget′s 病）。

$T_1$：肿瘤最大直径≤20 mm。

$T_1mi$：肿瘤最大直径≤1 mm。

$T_{1a}$：肿瘤最大直径>1 mm，但≤5 mm。

$T_{1b}$：肿瘤最大直径>5 mm，但≤10 mm。

$T_{1c}$：肿瘤最大直径>10 mm，但≤20 mm。

$T_2$：肿瘤最大直径>20 mm，但≤50 mm。

$T_3$：肿瘤最大直径>50 mm。

$T_4$：肿瘤不论大小，侵犯胸壁和（或）皮肤。

$T_{4a}$：肿瘤侵犯胸壁（不包括胸肌）。

$T_{4b}$：皮肤溃疡和（或）卫星结节和（或）水肿（包括橘皮症），但未达到炎性癌标准。

$T_{4c}$：$T_{4a}$+$T_{4b}$。

$T_{4d}$：炎性乳腺癌。

2. 区域淋巴结（N）

（1）临床分期

$cN_x$：区域淋巴结无法评价。

$cN_0$：无区域淋巴结转移。

$cN_1$：转移至同侧腋窝Ⅰ~Ⅱ站的活动性淋巴结。

$cN_2$：转移至同侧腋窝Ⅰ~Ⅱ站的固定或相互融合的淋巴结，或无同侧腋窝转移的临床证据但临床发现同侧内乳链淋巴结转移。

$cN_{2a}$：转移至同侧腋窝Ⅰ~Ⅱ站固定或相互融合的淋巴结。

$cN_{2b}$：无同侧腋窝转移的临床证据但临床发现同侧内乳链淋巴结转移。

$cN_3$：转移至同侧锁骨下（腋窝Ⅲ站）区域伴或不伴腋窝Ⅰ~Ⅱ站淋巴结转移，或临床发现同侧内乳链淋巴结转移伴腋窝Ⅰ~Ⅱ站淋巴结转移，或转移至同侧锁骨上区域。

$cN_{3a}$：转移至同侧锁骨下（腋窝Ⅲ站）区域伴或不伴腋窝Ⅰ~Ⅱ站淋巴结转移。

$cN_{3b}$：转移至同侧内乳链及腋窝Ⅰ~Ⅱ站。

$cN_{3c}$：转移至同侧锁骨上区域。

（2）区域淋巴结的病理分期（pN）

$pN_x$：区域淋巴结无法评价。

$pN_0$：无组织学区域淋巴结转移。

$pN_0$（i+）：组织学检查（包括免疫组织化学检查）区域淋巴结转移簇直径

≤0.2 mm。

$pN_0$（mol+）：分子水平（RT-PCR）检查有区域淋巴结转移，但组织学检查无区域淋巴结转移。

\*：pN 分期基于腋窝淋巴结清扫或前哨淋巴结活检。如仅行前哨淋巴结活检，而未行随后的腋窝清扫术，则将前哨淋巴结标示为（sn），如 $pN_0$（i+）（sn）。

$pN_1$：微小转移或腋窝淋巴结 1~3 枚转移，和（或）前哨淋巴结活检确认临床未发现的内乳淋巴结转移。

$pN_1mi$：微小转移［范围>0.2 mm 和（或）>200 个细胞，但≤2 mm］。

$pN_{1a}$：腋窝淋巴结 1~3 枚转移，至少 1 个转移灶>2 mm。

$pN_{1b}$：前哨淋巴结活检确认临床未发现的内乳淋巴结微转移或宏转移。

$pN_{1c}$：腋窝淋巴结 1~3 枚转移及前哨淋巴结活检确认临床未发现的内乳淋巴结微转移或宏转移。

$pN_2$：腋窝淋巴结 4~9 枚转移，或确认临床发现的同侧内乳淋巴结转移但无腋窝转移。

$pN_{2a}$：腋窝淋巴结 4~9 枚转移，至少 1 个转移灶>2 mm。

$pN_{2b}$：确认临床发现的同侧内乳链淋巴结转移，但无腋窝转移。

$pN_3$：腋窝淋巴结≥10 枚转移，或同侧锁骨下（腋窝Ⅲ站）淋巴结转移，或确认临床发现的同侧内乳链淋巴结转移伴腋窝Ⅰ~Ⅱ站淋巴结≥1 枚转移，或腋窝Ⅰ~Ⅱ站淋巴结>3 枚转移伴前哨淋巴结活检确认临床未发现的内乳淋巴结微转移或宏转移，或同侧锁骨上淋巴结转移。

$pN_{3a}$：腋窝淋巴结≥10 枚转移（至少 1 个转移灶>2 mm），或同侧锁骨下（腋窝Ⅲ站）淋巴结转移。

$pN_{3b}$：确认临床发现的同侧内链乳淋巴结转移伴腋窝Ⅰ~Ⅱ站淋巴结≥1 枚转移，或腋窝Ⅰ~Ⅱ站淋巴结>3 枚转移伴前哨淋巴结活检确认临床未发现的内乳淋巴结微转移或宏转移。

$pN_{3c}$：同侧锁骨上淋巴结转移。

3. 远处转移（M）

$M_0$：无远处转移的临床及影像学证据。

$cM_0$（i+）：无远处转移的临床及影像学证据，但分子生物学或组织学检查发现外周血、骨髓或非区域性淋巴结中肿瘤细胞，标本≤0.2mm，且患者无转移症状及表现。

$M_1$：临床及影像学手段发现远处转移和（或）组织学确诊病灶>0.2 mm。

4. 乳腺癌的临床分期（表3）

**表 3　乳腺癌的临床分期**

| 分期 | T | N | M |
|------|---|---|---|
| 0 期 | Tis | $N_0$ | $M_0$ |
| Ⅰ A 期 | $T_1^*$ | $N_0$ | $M_0$ |
| Ⅰ B 期 | $T_{0\sim1}^*$ | $N_1mi$ | $M_0$ |
| Ⅱ A 期 | $T_{0\sim1}^*$ | $N_1^{**}$ | $M_0$ |
|  | $T_2$ | $N_0$ | $M_0$ |
| Ⅱ B 期 | $T_2$ | $N_1$ | $M_0$ |
|  | $T_3$ | $N_0$ | $M_0$ |
| Ⅲ A 期 | $T_{0\sim2}^*$ | $N_2$ | $M_0$ |
|  | $T_3$ | $N_{1\sim2}$ | $M_0$ |
| Ⅲ B 期 | $T_4$ | $N_{0\sim2}$ | $M_0$ |
| Ⅲ C 期 | 任何 T | $N_3$ | $M_0$ |
| Ⅳ 期 | 任何 T | 任何 N | $M_1$ |

注：*，$T_1$ 中包括 $T_1mi$；**，$N_1$ 不包括 $N_1mi$；$M_0$ 中包括 $M_0$（i+）。

## （六）中医证型

1. 气郁痰凝证

乳房部肿块皮色不变，经前期乳房作胀或小腹作胀，胸闷胁胀，情志抑郁，性情急躁，心烦易怒，口苦咽干，头晕目眩，苔薄白或薄黄，脉弦滑。

2. 冲任失调证

乳房部肿块，经事紊乱，经前期乳房胀痛。或婚后从未生育，或多次流产史。舌质淡，苔薄，脉弦细。

3. 正虚毒炽证

乳房肿块扩大，溃后愈坚，渗流血水，不痛或剧痛，精神萎靡，面色晦暗或苍白，饮食少进，心悸失眠，舌紫或有瘀斑，苔黄，软弱无力。

4. 气阴两虚证

乳房肿块，皮色不变，不热少痛，乏力，气短，自汗与盗汗并见，纳少神疲，颧红、午后潮热。舌淡红，苔薄白或少，脉弱而数。

## 五、鉴别诊断

（一）西医鉴别诊断

乳腺癌应与乳腺增生、纤维腺瘤、囊肿、导管内乳头状瘤、乳腺导管扩张症（浆细胞性乳腺炎）、乳腺结核等良性疾病及乳房恶性淋巴瘤和其他部位原发肿瘤转移到乳腺的继发性乳腺恶性肿瘤进行鉴别诊断。鉴别诊断时需要详细地询问病史并仔细地检查体格，结合影像学检查（乳腺超声、乳腺 X 线摄影及乳腺核磁共振等），最后还需要结合细胞学和（或）病理组织学检查明确诊断。

临床查体可触及肿块的乳腺癌约占 80%，可以进行外科手术活检行病理组织学诊断，在有条件的医院可借助穿刺尽快明确诊断。但临床触诊阴性的乳腺癌增加了鉴别诊断的困难，需借助影像学检查定位病灶进行穿刺，或在乳腺 X 线技术的引导下放置金属定位线，再经外科切除活检明确诊断。

少数乳腺癌患者伴有乳头溢液，应与乳腺增生、导管扩张、乳汁潴留、导管内乳头状瘤及乳头状瘤病等鉴别。有条件的医院可借助乳头溢液细胞学涂片查找癌细胞，通过乳管内镜检查，了解乳管内有无占位性病变，需要时再经活检明确诊断。

（二）中医类证鉴别

1. 乳癖

多见于 20～40 岁妇女，乳房肿块形状、大小不一，有触痛，边界不清，与周围组织不粘连，经前乳房胀痛，月经后减轻，钼钯 X 线摄片和肿块活检有助于鉴别。

2. 乳衄

以乳窍反复溢出血性液体为主症，乳晕部出现肿块，质地柔软，不痛，乳腺导管造影可见肿块在乳腺导管内。

3. 乳核

多见于 20 岁左右的妇女，病程进展缓慢，肿块呈圆形或卵圆形，表面光滑，质较硬，边界清楚，活动度大，不痛。

4. 粉刺性乳痈

多见于非哺乳期 20～40 岁妇女，多有先天性乳头凹陷或短小畸形，乳头常有粉渣样物排出，急性发作时，乳晕旁结块红肿疼痛，溃脓带有臭味，久不收口。

**5. 乳痨**

多继发于肺痨、瘰疬之后，多见于 20~40 岁的妇女，乳房结块形如梅李，不痛或隐痛，病程进展缓慢，肿块边界不清，质地较硬，与皮肤粘连，日久形成寒性脓肿，脓液中夹有败絮样物质，脓液涂片和组织病理检查有助于鉴别。

## 六、治疗

### （一）治疗原则

乳腺癌是一种全身性或容易发生转移的疾病，治疗强调整体与局部兼顾。对可切除的乳腺癌采取以手术为主的综合治疗原则，对不宜手术的患者则采用化疗、放疗、内分泌治疗等综合治疗措施。

**1. 非浸润性乳腺癌**

（1）小叶原位癌：绝经前使用他莫昔芬（tamoxifen，TAM）（三苯氧胺）治疗 5 年；绝经后口服他莫昔芬或雷洛昔芬降低风险。若不能排除多形性小叶原位癌可行全乳切除术，视情况进行乳房重建。

（2）导管原位癌：①局部扩大切除并全乳放疗。②全乳切除，视情况进行前哨淋巴结活检和乳房重建。

对于单纯原位癌患者，在未获得浸润性乳腺癌证据或者未证实存在肿瘤转移时，不建议行全腋窝淋巴结清扫。然而，仍有一小部分临床诊断为单纯原位癌的患者在进行手术时被发现为浸润性癌，应按浸润癌处理。单纯小叶原位癌的确诊必须依据手术活检结果。

**2. 浸润性乳腺癌**

（1）保乳手术加放疗。

（2）乳腺癌改良根治术，视情况进行乳房重建。

（3）全乳切除并前哨淋巴结活检，视情况进行乳房重建。

（4）老年人乳腺癌：局部扩大切除或全乳切除，受体阳性患者应进行内分泌治疗，视情况做前哨淋巴结活检。

### （二）中医治疗

**1. 辨证论治**

（1）气郁痰凝证

治则：疏乳解郁，理气化痰。

方药：逍遥散（柴胡、白术、白芍、当归、茯苓、炙甘草、薄荷、煨姜）。

加减：乳房肿痛明显者，可加川楝子、青皮、生麦芽、生山楂等；乳房肿块坚韧难消者，酌加三棱、莪术、山慈菇、海藻、桃仁、益母草、王不留行、乳香、没药、穿山甲、水蛭等。

（2）冲任失调证

治则：调摄冲任，理气化痰解毒。

方药：二仙汤（仙茅、淫羊藿、当归、巴戟、知母、黄柏）。

加减：肾阳虚者，加肉苁蓉、鹿角霜、菟丝子、肉桂；乳房痛甚者，加乳香、延胡索、川楝子；肝肾阴虚者，乳房肿块质硬、隐痛窜痛，方中去仙茅、淫羊藿，加枸杞子、女贞子、玄参、麦冬、天花粉等。

（3）正虚毒炽证

治则：调补气血，解毒化痰。

方药：香贝养荣汤（炒白术、人参、茯苓、陈皮、熟地黄、川芎、当归、贝母、香附、白芍、桔梗、甘草）。

加减：素体虚弱者，加黄芪、太子参、党参。

（4）气阴两虚证

治则：益气养阴。

方药：滋阴益气汤（生晒参、党参、黄芪、麦冬、生地黄、五味子、柴胡、山药、陈皮、云苓、生甘草）。

2. 静脉注射中成药

（1）羟喜树碱：静注，每次4~8 mg，用10~20 mL等量生理盐水稀释，每日或隔日1次，一疗程用药总量为60~120 mg。羟喜树碱为主与其他化疗药物配合使用，对进展期乳腺癌有一定疗效。用量因化疗方案的不同而异。主要不良反应有：胃肠道反应，如恶心、呕吐；骨髓抑制，主要使白细胞下降；少数患者有脱发、心电图改变及泌尿道刺激症状。

（2）蟾酥注射液：缓慢静滴，每次10~20 mL，每日1次，1~30天为一疗程，用500 mL 5%葡萄糖注射液稀释后缓慢滴注，联合其他化疗药物使用对进展期乳腺癌有一定疗效。对化疗药物能起到增强疗效作用。主要不良反应有白细胞下降、恶心呕吐等。

（3）康莱特注射液：缓慢静滴，20 g（200 mL），每日1次，1~21天为一疗程（配合化疗药物使用）。有一定的抗肿瘤作用，还可提高化疗药物疗效并减轻其不良反应，能提高机体的免疫力并改善患者的生活质量。适用于各期乳腺癌。

（4）榄香烯注射液：静滴，400 mL，每日1次，1~10天为一疗程（配合化疗药物使用）。有一定的抗肿瘤作用，还可提高化疗药物疗效并减轻其不良反应，能提高机体免疫力并改善患者的生活质量。适用于各期乳腺癌。

（5）复方苦参注射液：成分为苦参、土茯苓。静脉滴注，12～20 mL 加入 200 mL 0.9%生理盐水中，每日 1 次；或 8～10 mL 加入 100 mL 生理盐水中滴注，每日 2 次，一疗程用药总量为 200 mL。清热利湿、凉血解毒、散结止痛，有一定的抗肿瘤作用。用于癌性疼痛及出血，对轻、中度癌痛有一定疗效。适用于各期乳腺癌。

（6）鸦胆子油乳注射液：静滴，3 g 加入 250 mL 0.9%生理盐水中，每日 1 次，30 天为一疗程。细胞周期非特异性抗癌药，可抑制肿瘤细胞的生长，能提高机体的免疫力，尤其适用于乳腺癌脑转移者。有导致肝功能损害的临床报道。

（7）参芪注射液：静滴，20～60 mL 加入 250 mL 5%葡萄糖注射液中，每日 1 次，5 周为一疗程。该药物可益气健脾，能减少化疗药物的消化道反应、骨髓抑制等不良反应，并能适当提高化疗药物的疗效。适用于脾胃虚寒、气血双亏型乳腺癌。

（8）香菇多糖注射液：静滴，1 mg 加入 250～500 mL 0.9%生理盐水或 5%葡萄糖注射液中，每周 2 次，8 周为一疗程。能提高肿瘤患者机体免疫力，改善患者生活质量，对放化疗有减毒增效的作用。适用于各期乳腺癌。

（9）人参多糖注射液（百扶欣）：静滴，12～24 mg 加入 250～500 mL 0.9%生理盐水或 5%葡萄糖注射液中，每分钟 40～60 滴，每日 1 次，1～30 天为一疗程（可配合化疗药物使用）。有提高化疗药物疗效并减轻其不良反应，能提高机体的免疫力。适用于各期乳腺癌。

（10）生脉注射液：每次 30～50 mL，加入 250～500 mL 5%葡萄糖注射液中，静脉滴注。益气强心，生津复脉。对术前提高免疫力及术后康复均有效。

（11）康艾注射液：成分为黄芪、人参、苦参素。40～60 mL，用 250～500 mL 5%葡萄糖注射液或 0.9%生理盐水稀释后使用，静脉滴注，每日 1～2 次，30 天为一疗程。该药物可益气扶正、增强机体的免疫功能。

3. 口服中成药

（1）平消胶囊：口服，每次 1.68 g，每日 3 次，3 个月为一疗程。该药物可清热解毒、化瘀散结。适用于各期乳腺癌。

（2）安替可胶囊：软坚散结，解毒定痛，养血活血。该药物可单独应用，也可与放疗合用，以此来增强放疗疗效。口服，每次 0.44 g，每日 3 次，饭后服用。6 周为一疗程，或遵医嘱，少数患者使用后会恶心、血象降低。过量、连续久服可致心慌。

（3）扶正消瘤汤颗粒剂：温开水冲服，每日1剂，分2~3次冲服。适用于各期乳腺癌。

（4）小金丹：每次1粒，每日2次，陈酒送下。该药物可破瘀通络、祛瘀化湿、消肿止痛。孕妇忌服。

（5）复方斑蝥胶囊：每次2粒，每日3次，口服，30天为一疗程。

（6）安康欣胶囊：每次5粒，每日3次，口服，30天为一疗程。该药物可活血化瘀、软坚散结、清热解毒、扶正同本。

（7）抗癌平丸：组方含半枝莲、香茶菜、蛇莓、蟾酥等11味中草药，具有清热解毒、消肿止痛的功效。每次0.5~1g，每日3次，用药总量为60~90g。

（8）至灵胶囊：适用于各期乳腺癌。口服，每次2~3粒，每日2~3次，或遵医嘱。

（9）贞芪扶正胶囊：适用于乳腺癌放化疗引起的骨髓造血功能抑制及血细胞减少。口服，每日6粒，每日2次，或遵医嘱。

（10）滋阴益气汤颗粒剂：适用于中医辨证属于气阴两虚型的乳腺癌患者。温开水冲服，每日1剂，分2~3次冲服。

（11）二至丸：每日服9g，分2次吞服。益肝肾，补阴血。适用于术后骨髓抑制症，与放化疗配合应用。

（12）六味地黄丸：每次9g，每日2次。淡盐汤送下，或水煎服。滋阴补肾。用于乳腺癌患者兼有肝肾阴亏损者。

（13）全蝎蜂蜜露：全蝎50g，白糖100g，蜂蜜250g。先将捕捉的全蝎杀死，晒干或烘干，研成极细末，放入蒸碗中，加白糖、蜂蜜及清水少许，搅拌均匀，加盖，隔水蒸1.5小时，离火，晾凉后装瓶，防潮备用。每日3次，每次10g，温开水送服。本食疗方可解毒通络，防癌抗癌。适用于各期乳腺癌。

4. 针灸治疗

（1）毫针疗法：用于正虚毒炽证

主穴：肩井（GB21）、膺窗（ST16）、乳根（ST18）、膻中（RN17）、上脘（RN13）、大椎（DU14）、心俞（BL15）、脾俞（BL20）、乳俞（BL13）、膈俞（BL17）、肩贞（SI9）、少泽（S11）、三阴交（SP6）、消块穴（两手下垂，位于前缝的尖端）。

配穴：肩外俞（SI14）、秉风（SI12）、附分（BL41）、魄户（BL42）、神堂（BL44）、胆俞（BL19）、意舍（BL49）。

（2）术后针刺治疗主穴：大椎（DU14）、足三里（ST36）、身柱（DU12）、三阴交（SP6）。

5. 中药外治法

（1）初期用太乙膏掺阿魏粉或黑退消贴之。即将溃烂则用红灵丹油膏外敷，溃后掺海浮散或九黄丹，并以红油膏敷贴。

（2）如用于乳腺癌术后创面愈合欠佳者，予生肌散、白玉膏助其愈合；溃后创面出血者，则以棉花球蘸桃花散紧塞于创口并加压包扎。

（3）延胡索、红花、王不留行、冰片、麝香等制成霜剂。治疗采取以乳房局部用药和皮肤与穴位按摩相结合的外治方法，使药物直接作用于病变部位，通过透皮吸收和对经络穴位的刺激作用，改善乳房血运，产生止痛、消肿散结的功效，并反射性调节内分泌。

（4）中药离子导入：根据该病不同的病因及病理机制，选择柴胡、当归、海藻、昆布、三棱、莪术、半夏、橘核、白芥子、鹿角霜、蒲公英拟订几种不同的中药离子导入系列方剂，每日 1 次，每次 30 分钟，10 天为一疗程。

（5）中药足浴外治法治疗化疗后的神经损害：桂枝 5 g，红花 5 g，乳香 10 g，没药 10 g，细辛 5 g，姜黄 5 g，透骨草 10 g，伸筋草 15 g，鸡血藤 10 g。先将上药加入清水 500~1 000 mL 浸泡 20~30 分钟，然后浓煎取药汁 400 mL，将药汁加温水稀释至 2 000 mL 左右，然后置入恒温桶中，温度设置为 40 ℃，然后足浴或手浴 20~30 分钟，每日 2 次，2 周为一疗程。

有手术禁忌证，或已远处广泛转移，不适宜手术治疗者可采用中药外治。

（三）西医治疗

1. 外科手术治疗

手术治疗仍为乳腺癌的主要治疗手段之一。近十余年来，Ⅰ、Ⅱ期乳腺癌外科治疗的手术范围明显缩小，经典的 Halsted 乳腺癌根治术在Ⅰ、Ⅱ期乳腺癌治疗中已很少应用。国外多个研究证实，保留乳房治疗与根治性乳房切除术比较，两组的无瘤生存率和无复发生存率与总生存率差异均无统计学意义。因而保留乳房治疗已成为西方国家Ⅰ、Ⅱ期乳腺癌的主要治疗方式。在国内限于患者的接受能力及设备和技术条件（如放疗设备），保留乳房的治疗方案仍无法广泛推广。

（1）手术治疗的适应证：符合国际临床分期的Ⅰ、Ⅱ期及部分Ⅲ期首次治疗乳腺癌患者。

（2）手术治疗的禁忌证：①肿瘤远处转移者。②年老体衰不能耐受大手术者。③呈现恶病质者。④重要脏器功能障碍者。Ⅲ期患者出现下列情况之一者：乳房皮肤橘皮样水肿超过乳房面积的一半，乳房皮肤出现卫星结节，乳腺癌侵犯胸壁，临床检查胸骨旁淋巴结肿大且证实为转移，患侧上肢水肿，锁骨上淋巴结病症实为转移癌，炎性乳腺癌。⑥有下列情况之一者：肿瘤破溃，乳房皮肤橘皮样水肿占全乳房面积 1/3 以上，肿瘤与胸大肌固定，腋淋巴结最大直径超过 2.5 cm，腋淋巴结彼此融合或与皮肤深部组织粘连。

（3）手术方式：①乳病根治术：将病变乳房、腋下的淋巴结以及一些胸腔壁的肌肉切除，这种手术的创伤较大，术后对上肢功能会有影响。②改良乳腺癌根治术：这类手术是将乳房和一些腋下的淋巴结切除，而不切除胸壁的肌肉。由于胸壁的肌肉受到完整保留，因此胸腔壁和手臂肌肉的形体均不受影响，可以迅速复原。这是目前最常采用的标准乳腺癌手术方式。③保留乳房手术：又称"保乳手术"，所谓保乳是指保留乳房的基本形状，仅切除病变的部分。其中包括象限切除、区段切除、局部切除，加上腋窝淋巴结清扫；术后辅以放疗、化疗及内分泌治疗等进行综合治疗。研究表明，保乳手术加放疗与同期根治性乳房切除手术的患者效果相似。④乳房重建术：从形体改善方面考虑，有些妇女会要求乳房重建术（整形术），通常可以在手术期间同时进行，或数月后再另外进行乳房重建手术。⑤前哨淋巴结活检：乳腺癌的淋巴结转移遵循一定的解剖学规律。我们把肿瘤转移所必经的第一个淋巴结称之为前哨淋巴结。很多乳腺癌患者的腋窝淋巴结是阴性的，如果对这类患者施行腋窝淋巴结清扫术不仅不会带来任何好处，还白白让患者遭受痛苦。⑥腋窝淋巴结清扫：在切除乳房的同时，切除部分腋窝淋巴结。这些淋巴结嵌在脂肪组织中很难用肉眼看到，所以外科医生会将部分脂肪组织连同淋巴结一同切除下来，病理科的医生会对切除下来的淋巴结和脂肪组织在显微镜下进行病理检查，以了解其内是否存在癌细胞。这种方法可以帮助医生判断癌细胞是否转移到淋巴结，以及是否需要化疗、内分泌治疗等。

2. 化疗

乳腺癌血行转移是治疗失败的主要原因，全身化疗可控制血行转移，这无疑是提高乳腺癌远期疗效的合理措施。此外，乳腺癌血行转移在早期即可发生，推断乳腺癌在临床确诊时 50%~60% 已经发生了血行转移，以微小癌灶隐藏于体内，故应将乳腺癌视为全身性疾病以加强全身治疗，如全身化疗。

（1）适应证：①绝经前患者，凡是腋淋巴结阳性，无论雌激素受体（ER）结果如何，均应化疗。②绝经前患者，腋淋巴结阴性，一般不考虑辅助化疗，但高危患者可考虑。③绝经后患者，腋淋巴结阳性，ER 阴性，应化疗。④绝经后，腋淋巴结阴性，无论 ER 水平高低，无须进行常规化疗，但高危患者可考虑。

化疗应尽早开始，一般于术后 2 周内，不宜超过 4 周，剂量要足够，化疗期限以 6 个周期为宜。

（2）常用化疗方案：化疗方案甚多，目前还不能肯定哪种方案最有效，国内推荐以下 3 种术后辅助化疗方案。①CMF 方案：环磷酰胺（CTX）600 mg/m²，氨甲蝶呤（MTX）30~40 mg/m²，氟尿嘧啶（5-FU）600 mg/m²，静脉注射。以上 3 种药物皆可用于第 1 日，每 3 周重复，亦可 3 种药在第 1 日及第 8 日各用 1 次，每 4 周重复。②CAF 方案：CTX 40 mg/m²，阿霉素（ADM）50 mg/m²，5-FU 500 mg/m²，静脉注射第 1 日。以上 3 种药物每 3 周重复 1 次，每用 2 次，休息 1 个月。③CF 方案：CTX 50 mg/m²，口服，第 1 日；5-FU 50 mg/m²，静脉注射，第 1、3、5 日。以上 2 种药物每 3 周重复，每用 2 次，休息 1 个月。

化疗除上述大多在术后开始用药外，还有围手术辅助化疗，目的在于减少术后复发及转移，即在术前确诊为乳腺癌后即行化疗，一般为术前 3 周，术中 1 次，术后 4 周，即所谓新辅助化疗，此法可进一步提高乳腺癌的治疗效果（约 20%）。术前化疗方案仍常用 CMF 或 CAF 方案。

3. 放疗

术后辅助放疗具有减少局部复发的效果，属局部治疗手段之一。

（1）术后辅助性放疗：符合下列条件之一者，应给予辅助性放疗：①病变位于乳房中央区或内象限。②腋窝中群或上群淋巴结有转移。③腋窝淋巴结转移 50% 以上或有 4 个或 4 个以上淋巴结转移。④内乳淋巴结有转移。⑤术前原发灶为 $T_3$~$T_4$ 的高危患者。⑥早期乳腺癌区段切除术后的根治性放疗。

（2）针对具体病灶的姑息性放疗：包括局部晚期的原发性乳腺癌、术后胸壁及淋巴引流区的复发病灶和远隔转移的局部病灶。术后放疗原则及剂量如下。①乳腺癌保留乳房切除术后应行常规放疗，一般采用超高能射线行全乳切线照射。对局部广泛切除者，放射总量为 45~50 Gy（5 周）；对原发癌行局部切除者，完成上述剂量后，原发癌区应再补加 10 Gy。如已行全腋下淋巴结清除，则术后不再对腋下进行放疗。②Ⅰ、Ⅱ期乳腺癌根治术或改良根治术后，原发灶在乳腺外上象限，腋淋巴结病检阴性者，术后不放疗；腋淋巴结阳性时，术后照射内乳区及锁骨上下区；原发灶在乳腺中央区或内象限，腋淋巴结检查阴性时，术后仅照射内乳区，而腋淋巴结阳性时，加照锁骨上下区。③Ⅲ期乳腺癌根治术后，无论腋淋巴结阳性或阴性，一律照射内乳区及锁骨上、下区。根据腋淋巴结阳性数目的多少，可考虑加或不加胸壁照射。④乳腺癌根治术后，腋淋巴结已经清除，一般不再照射腋区，除非手术清除不彻底，或有病灶残留时，才考虑补加腋区放疗。⑤放疗宜在术后 4~6 周内开始，有植皮者可根据具体情况再适当延后。⑥乳房区照射可采用 60 Co 或 8 MV 直线加速器，每日照射两腋，中线肿瘤照射剂量为 2 Gy/d，每周 5 次，总量为 50 Gy（5 周），然后改用 6~10 MeV 电子线，缩野垂直照射局部肿瘤区 10~20 Gy（1~2 周）。⑦内乳区照射可给予混合射线照射，给肿瘤量 50 Gy（5 周），60 Co 和电子束各半，深度以 3 cm 计算。⑧锁骨上下区照射，照射量为 50 Gy（5 周），先用 60 Co 及 10~12 MV 电子束各半，照射深度按前、后体层厚度的 1/3 深处计算，每日照射 2 Gy，每周 5 次。

（四）乳腺癌的内分泌治疗

正常乳腺上皮细胞含有多种激素受体，乳腺的发育有赖于多种激素的协调作用，如果乳腺癌细胞保留全部或部分激素受体，其生长受激素环境影响的，称为激素依赖性乳腺癌，激素依赖性肿瘤占全部乳腺癌的 50%~70%。乳腺及乳腺癌细胞内除 ER 外，还有其他激素受体，如孕激素受体（progesterone receptor，PR）、雄激素受体（androgen receptor，AR）、催乳素受体（prolactin receptor，PRLR）、糖皮质酮受体（glucocortical receptor，GR）等，其中最重要的激素受体是 ER 和 PR。促进激素依赖性乳腺癌生长的主要激素为雌激素，但无论雌激素还是孕激素，只有与相应的激素受体结合，才能影响靶基因的转录，从而促进癌细胞增殖。另外，雌激素还可以直接与其他转录因子相互作用或者激活细胞膜的生长因子，并通过其他生物信号途径影响癌细胞的增殖和分化。对未知激素受体情况的乳腺癌患者，内分泌治疗的有效率为 30%，而受体阳性者有效率为 55%~60%，受体阴性者有效率只有 5%~8%。因此，内分泌治疗前必须明确受体情况，同时受体情况也可以预测内分泌治疗效果。但是当雌激素受体基因出现突变和变异时，可使 ER 蛋白的结构发生改变，失去正常功能，而导致部分 ER 检测阳性者对内分泌治疗无效。在同一乳腺癌的病灶中 ER 的分布和水平基本上是一致的，因此，标本取样具有一定代表性。但在复发或转移的乳腺癌病灶，可能出现与原发灶 ER 状况不一致的情况。据统计，20%~25% 出现差异，其中多数是原发灶阳性而复发、转移灶阴性，且很少出现相反情况，这可能与分化差的 ER 阴性细胞较容易复发、转移有关。PR 的形成直接受 ER 的控制和调节，故 PR 阳性的乳腺癌，ER 大多为阳性。激素受体阴性的患者不适于选用内分泌治疗，资料显示中国妇女的激素受体阳性率仅为 50% 左右。

1. 常用内分泌治疗药物

(1) ER 拮抗剂：①他莫昔芬（tamoxifen, TAM）：是应用最早、最常用的非甾体类 ER 拮抗剂。其化学结构与雌激素相似，能与雌二醇竞争性结合 ER，但不激活受体，从而使雌激素活性降低，使乳腺癌细胞停滞在 $G_1$ 期，而抑制肿瘤细胞的增殖。他莫昔芬一直是绝经前后各期乳腺癌 ER 阳性患者的首选内分泌治疗药物。大量资料显示，乳腺癌术后给予他莫昔芬治疗 5 年，复发率和病死率可分别减少 25%~47% 和 26%，对侧乳腺癌发生率减少 37%~47%，5 年和 10 年无病生存率分别提高 8.3% 和 6.5%。而对于转移性乳腺癌则只能提高无进展生存率而对总生存率并无改善。他莫昔芬已成为一线内分泌药物用于辅助治疗，推荐剂量每次 10 mg，每日 2 次，术后服药持续 5 年。使用他莫昔芬除了出现类似于绝经期症状，如潮红、肌肉关节酸痛、阴道分泌物增多、乏力和脂肪肝等副作用外，由于他莫昔芬与子宫内膜细胞表面的 ER 结合并产生弱雌激素样作用，长期使用可增加子宫内膜癌发生的风险。因此对服药超过 6 个月，尤其是剂量大于每日 30 mg、ER 阳性、绝经后的高危患者，至少每年行 1 次子宫超声检查；如内膜厚度大于 5~8 mm（正常上限 5 mm），应予子宫内膜活检，必要时可配合宫腔镜检查。②氟维司群：是一个新的甾体类抗雌激素药物，与 ER 的亲和力明显高于他莫昔芬，与 ER 结合后可减少 ER 二聚化的发生以及 ER 从细胞质到细胞核的穿梭，还能显著降低细胞膜上 ER 的数量，没有雌激素样作用。因此，被称为"纯"抗雌激素药物。

(2) 芳香化酶抑制剂（aromatase inhibitors, AIs）：绝经后妇女的雌激素主要来源于肾上腺分泌的胆固醇转化，芳香化酶是这种转化过程的限速酶。AIs 通过抑制肿瘤细胞内芳香化酶的活性减少雌激素的合成，从而抑制肿瘤细胞的生长。第一代 AIs 是非选择性的，代表药物为非甾体类的氨鲁米特，第二代 AIs 包括非甾体类的法倔唑和甾体类的福美坦。第三代 AIs 包括非甾体类的来曲唑、阿那曲唑以及甾体类的依西美坦，这类药物的作用机制主要是通过抑制芳香化酶的活性，阻断雄激素转化为雌激素。由于绝经后妇女体内的雌激素主要来源于雄激素的转化，故尤其适用于绝经后激素依赖性乳腺癌的治疗。与第一、第二代 AIs 相比，第三代 AIs 具有高选择性、高效性、低毒性等优点，疗效亦优于他莫昔芬，可以明显地降低乳腺癌复发和转移的风险，且耐受性好，没有子宫内膜癌等远期并发症风险，因此第三代 AIs 已成为绝经后 ER 阳性的转移性乳腺癌患者的一线治疗药物。在临床中，第三代 AIs 也可用于早期乳腺癌的术后辅助治疗。

来曲唑：是目前活性最高、选择性最强的新一代 AIs。国际乳腺组的研究结果显示：来曲唑对受体阳性的绝经后早期乳腺癌患者降低术后复发的作用优于他莫昔芬。与他莫昔芬相比，其总复发率下降 19%，远处转移率下降 27%，5 年无病生存率提高 2.6%。对 ER 阳性绝经后转移性乳腺癌，与他莫昔芬相比，至疾病进展时间（TTP）分别为 9.4 个月和 6.0 个月，客观缓解率（ORR）分别为 32% 和 21%，临床受益率（CB）分别为 50% 和 38%，治疗失败时间（TTF）分别为 9.0 个月和 5.7 个月，均显著优于他莫昔芬。对 ER 阳性或不明的转移性乳腺癌的有效率亦明显高于他莫昔芬，且不论任何年龄、任何转移部位。对年龄 >70 岁（80%ER 阳性）的患者效果更好。在另一项研究中，5 187 例术后口服他莫昔芬 5 年的绝经后受体阳性乳腺癌患者被随机分入试验组（2 593 例，每日口服来曲唑 2.5 mg）和对照组（2 594 例，应用安慰剂），平均随访 2.4 年。研究结果表明，试验组局部复发、转移及对侧乳腺癌发生率明显低于对照组（75 例对 132 例），复发危险性降低 43%（$P = 0.00$）；4 年无病生存率分别为 93% 和 87%，同比提高 6%（$P = 0.000077$）。该研究证明，术后口服他莫昔芬 5 年的绝经后乳腺癌患者，仍可继续使用来曲唑。

阿那曲唑：也是新一代的非甾类 AIs。在一项国际多中心、随机、双盲 Ⅲ 期临床研究中，总共 9 366 例绝经后早期乳腺癌术后患者被随机分为阿那曲唑组（每日口服 1 mg）、他莫昔芬组（每日口服 20 mg）和他莫昔芬 /阿那曲唑联合组 3 组，3 个组均设安慰剂对照组，中位随访 36 个月。结果显示，阿那曲唑组与他莫昔芬组相比乳腺癌的复发率降低 17%，绝对受益率为 2%。阿那曲唑组 3 年无病生存率明显优于他莫昔芬组（89.4% 比 87.4%，$P = 0.01$）。对侧乳腺癌发生率，阿那曲唑组与他莫昔芬组分别为 0.5%、1.1%（$OR$ 值为 0.42，95% $CI$ 值为 0.22~0.79，$P = 0.00$）；与他莫昔芬组相比，阿那曲唑可使对侧乳腺癌的发生率降低 58%。基于此项研究结果，美国 FDA 已批准阿那曲唑用于绝经后早期乳腺癌的术后辅助治疗。另一项研究中，对已经接受他莫昔芬治疗 2 年的绝经后患者，随机分入阿那曲唑或他莫昔芬组完成以后 3 年的内分泌治疗，中位随访 28 个月。结果显示，阿那曲唑组（n = 1 618）与他莫昔芬组（n = 1 606）相比，可降低 40% 的复发风险（$P = 0.00$）。此外 2007 年美国国立综合癌症网络（NCCN）乳腺癌治疗指南推荐阿那曲唑作为绝经后激素受体阳性晚期患者的一线内分泌治疗药物。

依西美坦：其结构与芳香化酶的自然底物雄烯二酮相似，是芳香化酶的伪底物。该药通过与芳香化酶活性位点不可逆结合而使其失活。依西美坦与他莫昔芬作为一线治疗进行比较，其有效率分别为 42% 和 16%，CB 分别为 58% 和 31%，TTP 分别为 8.9 个月和 2 个月。在依西美坦协作组（IES）的研究中将接受 2 年、3 年他莫昔芬治疗的患者随机分入依西美坦或他莫昔芬组，完成以后进行 3 年、2 年的内分泌治疗，中位随访 30.6 个月，依西美坦组（n=2 362）和他莫昔芬组（n=2 380）的 3 年无病生存期（DFS）分别为 91.5% 和 86.8%，前者的复发风险降低 32%（$P<0.01$），远处转移风险降低 34%（$P<0.01$），但两组的总生存期（OS）差异无统计学意义。有学者认为，对大多数早期乳腺癌患者，服用他莫昔芬 2~3 年后改用依西美坦是一项很合适的策略。2006 年 NC-CN 乳腺癌治疗指南也推荐对绝经后受体阳性患者使用他莫昔芬 2 年和 3 年后改用依西美坦 3 年和 2 年。

（3）脑垂体黄体生成素释放激素（GnRH）类似物：戈舍瑞林是 GnRH 类似物的代表，此类药物常用于药物去势。卵巢分泌激素受垂体产生的促卵泡激素（FSH）和促黄体激素（LH）调控，后者的产生又受下丘脑的促性腺激素释放激素控制。GnRH 类似物可以和垂体的 GnRH 受体结合，通过负反馈抑制下丘脑产生 GnRH，同时又可直接抑制垂体产生 FSH 和 LH，使绝经前妇女的雌激素水平下降到绝经后的水平，这就是药物去势，其效果和手术去势相当，但其对卵巢功能的抑制作用是可逆的。临床试验显示，对绝经前激素受体阳性的高危复发病例，卵巢切除能提高生存率，但由于手术的不良反应以及对患者心理造成的影响，目前临床上已普遍采用药物去势取代手术去势。在绝经前 ER 阳性晚期乳腺癌患者中，单用 GnRH 类似物治疗临床反应率可达 33%，联合他莫昔芬后临床反应率可提高到 42%。一项研究中将绝经前患者术后随机接受戈舍瑞林 3 年+他莫昔芬 5 年（n=511）或接受 CMF 方案 6 个疗程化疗（n=523）的疗效进行比较，中位随访 5 年。结果显示，戈舍瑞林+他莫昔芬在提高 DFS 方面优于 CMF 化疗，前者的无复发生存率和无局部复发生存率均优于后者（$P=0.04$ 和 $P=0.02$），但 OS 的差异无统计学意义（$P=0.20$）。另一项研究结果显示，对 ER 阳性、淋巴结阳性的绝经前患者，术后 6 个疗程采用 CAF 方案化疗并用 5 年戈舍瑞林+他莫昔芬的序贯治疗，与单纯 CAF 方案化疗或 CAF 化疗联合 5 年戈舍瑞林治疗相比，可明显降低复发，DFS 差异有统计学意义。

（4）黄体酮类药物：主要通过负反馈调节抑制 FSH 和 LH 的分泌，减少卵巢雌激素的产生，并通过抑制促肾上腺皮质激素的分泌，减少肾上腺皮质中雌激素的产生。该类药物可与 PR 结合后竞争性抑制雌二醇与 ER 结合，阻断雌激素对乳腺癌细胞的作用。常用的药物有甲羟黄体酮和甲地黄体酮。

2. 乳腺癌内分泌治疗的原则

（1）复发转移乳腺癌的内分泌治疗：复发转移晚期乳腺癌的治疗是以改善患者生活质量，延长患者生存期为目的。复发转移乳腺癌是否选择内分泌治疗，要考虑患者肿瘤组织的激素受体状况、年龄、月经状态以及疾病进展是否缓慢。原则上对疾病进展迅速的复发转移患者应首选化疗，而对进展缓慢的激素反应性乳腺癌患者可以首选内分泌治疗。

进展缓慢复发转移乳腺癌的特点：原发和（或）复发转移灶肿瘤组织 ER 阳性和（或）PR 阳性；术后 DFS 较长，如手术 2 年后出现复发转移；仅有软组织和骨转移，或无明显症状的内脏转移，如非弥散性的肺转移和肝转移，或肿瘤负荷不大、不危及生命的其他内脏转移。

激素反应性乳腺癌：从内分泌治疗能否获益的角度界定适合内分泌治疗的患者。满足下列条件中的一项以上的患者有可能从内分泌治疗中获益：原发灶和（或）复发转移灶 ER 和（或）PR 阳性，老年患者，术后无病间期较长，既往内分泌治疗曾获益。

复发转移乳腺癌内分泌治疗的基本原则：尽量避免不必要的强烈化疗，以便在控制疾病进展的同时，保证患者的生存质量。激素受体阳性、进展缓慢的复发转移乳腺癌，绝经后患者可以首选内分泌治疗，绝经前患者可以考虑药物性卵巢去势联合内分泌药物治疗。首选化疗的激素受体阳性患者，在化疗无效、肿瘤未控的治疗间隙，或患者因任何原因继续化疗不能耐受时，应及时给予内分泌治疗。治疗过程可化疗和内分泌治疗序贯使用，疾病发展相对缓慢的可以序贯应用不同类型的内分泌治疗药物。晚期患者疾病长期保持稳定应视为临床获益，持续稳定 6 个月以上的患者，生存期与完全缓解、部分缓解患者相同。基于内分泌治疗更适合长期用药的特点，应该尽量延长治疗的用药时间，尽可能用到疾病进展，以延长患者的生存期。

药物选择：对于绝经后复发转移乳腺癌，一线内分泌治疗药物首选第三代 AIs，包括阿那曲唑、来曲唑和依西美坦。在复发转移乳腺癌的一线内分泌治疗中，新一代 AIs 明显优于他莫昔芬，在他莫昔芬治疗失败的复发转移乳腺癌的二线治疗中，第三代 AIs 比甲地黄体酮更有效。绝经前复发转移乳腺癌患者应首选化疗，适合或需要内分泌治疗时，可以采取药物性卵巢去势联合 AIs。一般认为，绝经的判定需要符合下列条件之一：年龄≥60 岁；年龄在 45~60 岁之间，自然停经 1 年以上；双侧卵巢切除术后；双侧卵巢放疗去势后。以下情况需要根据血中雌激素（$E_2$）、FSH、LH 的水平，判断患者是否达到了绝经后水平：年龄在 45~60 岁之间，自然停经不足 1 年；年龄在 45 岁以下，因化疗等其他原因停经；曾接受单纯子宫切除术而保留卵巢。但应注意，有时化疗可使患者血中的激素水平发生暂时的改变，所以必须慎重判定这部分患者是否绝经，这需要动态检测激素水平。复发转移乳腺癌首选 AIs 治疗失败后，可以考虑化疗。适合继续采用内分泌治疗时，可以选择孕激素或氟维司群。目前尚无证据证实第三代 AIs 之间不存在交叉耐药，当某一 AIs 治疗失败后，应慎重选择另一种第三代 AIs。

除了绝经前患者，目前大多数专家不主张不同类别内分泌药物之间联合应用，因为尚无临床试验的证据表明联合用药比单药治疗效果更好。内分泌治疗药物和化疗药物联合使用是否提高疗效也未有定论。尽管有他莫昔芬联合化疗可能逆转化疗耐药的实验和小样本临床研究报告，以及孕激素联合化疗增加疗效、减轻化疗不良反应的临床报告，但目前并不主张内分泌药物和化疗药物联合应用，尤其是第三代 AIs，还没有与化疗药物联合的成功经验。孕激素可以改善转移晚期乳腺癌患者的一般状况，与化疗药物合用可以增强患者对化疗的耐受性。

（2）术前新辅助内分泌治疗：术前新辅助内分泌治疗，可以作为绝经后激素受体阳性患者术前治疗的另一选择。尤其是不适合化疗的老年患者，可经过新辅助内分泌治疗缩小肿瘤，再考虑手术切除。术前内分泌治疗有效的患者，手术后可以采用同样的药物用于术后辅助内分泌治疗。临床研究结果表明，第三代 AIs 用于绝经后患者的新辅助治疗，疗效优于他莫昔芬。新辅助内分泌治疗的最佳治疗疗程，可根据治疗 1~2 个月后的疗效进行确定，肿瘤缩小的患者可以在治疗 3~4 个月后考虑手术，甚至是 4~6 个月后再手术。

（3）术后辅助内分泌治疗：他莫昔芬是早期乳腺癌术后辅助内分泌治疗的基本药物。目前，关于他莫昔芬在乳腺癌术后辅助治疗中的应用有以下基本共识。①辅助内分泌治疗的决定因素为激素受体状况，ER 阳性者效果最好，部分 ER 阴性但 PR 阳性的患者也可以使用他莫昔芬。②他莫昔芬合适的服药时间为 5 年，再延长用药时间不能提高疗效。③他莫昔芬的疗效与患者的年龄关系不大，绝经前后均可使用。④服用他莫昔芬能显著降低 ER 阳性患者对侧乳腺癌的发生风险。⑤长期服用他莫昔芬将明显增加罹患子宫内膜癌的风险。⑥ER 阳性患者化疗后加用他莫昔芬，比单用化疗或单用他莫昔芬效果好，且化疗后序贯应用他莫昔芬的效果优于同时联用。对绝经后早期乳腺癌患者行术后辅助治疗，第三代 AIs 的疗效优于他莫昔芬。绝经后患者不同阶段加用第三代 AIs，疗效优于单用他莫昔芬 5 年。药物性卵巢去势联合 AIs 治疗绝经前晚期乳腺癌疗效明确，对激素受体阳性的绝经前早期乳腺癌患者行术后辅助治疗，药物性卵巢去势与 CMF 方案化疗等效，而在标准化疗后再加卵巢去势是否提高疗效尚无定论。

对绝经后激素受体阳性患者，术后辅助内分泌治疗可以选择：①术后 5 年使用阿那曲唑或来曲唑。②服用他莫昔芬 2~3 年后，再序贯使用 2~3 年依西美坦或阿那曲唑；使用他莫昔芬 5 年后，再加用来曲唑 5 年。③不能承受 AIs 治疗的患者，仍然可用他莫昔芬 5 年。对绝经前激素受体阳性的患者，可先给予他莫昔芬 2~3 年，届时再根据患者的月经状况以及是否复发转移的高危因素，参照绝经后激素受体阳性患者的治疗原则，决定是继续使用他莫昔芬，还是改用 AIs 或药物性卵巢去势联合 AIs。

（五）靶向治疗

针对 HER-2 阳性的乳腺癌患者可进行靶向治疗，主要药物是曲妥珠单克隆抗体。

1. HER-2 阳性的定义

（1）HER-2 基因过表达：免疫组化染色（3+）、荧光原位杂交（FISH）阳性或者色素原位杂交法（CISH）阳性。

（2）HER-2 免疫组化染色（2+）的患者，需进一步行 FISH 或 CISH 检测 HER-2 基因是否扩增。

2. 注意事项

（1）治疗前必须获得 HER-2 阳性的病理学证据。

（2）曲妥珠单克隆抗体 6 mg/kg（首剂 8 mg/kg）每 3 周方案，或 2 mg/kg（首剂 4 mg/kg）每周方案。

（3）首次治疗后观察 4~8 小时。

（4）一般不与阿霉素化疗同期使用，但可以序贯使用。

（5）与非蒽环类化疗、内分泌治疗及放疗可同期应用。

（6）曲妥珠单克隆抗体开始治疗前应检测左心室射血分数（LVEF），使用期间每 3 个月监测一次 LVEF。出现以下情况时，应停止曲妥珠单克隆抗体治疗至少 4 周，并每 4 周检测一次 LVEF：①LVEF 较治疗前绝对数值下降 ≥ 16%。②LVEF 低于该检测中心正常值范围并且 LVEF 较治疗前绝对数值下降 ≥ 10%。③4~8 周内 LVEF 回升至正常范围或 LVEF 较治疗前绝对数值下降 ≤ 15%，可恢复使用曲妥珠单克隆抗体。④LVEF 持续下降超过 8 周，或者 3 次以上因心肌病而停止曲妥珠单克隆抗体治疗，应永久停止使用曲妥珠单克隆抗体。

3. 晚期 HER-2 阳性乳腺癌的靶向治疗

（1）曲妥珠单克隆抗体联合化疗方案：①紫杉醇（每周方案）。②多西他赛。③长春瑞滨。④卡培他滨。⑤其他药物或联合方案。

（2）注意事项：①晚期患者建议使用曲妥珠单克隆抗体的联合化疗。②ER 和（或）PR 阳性的患者，曲妥珠单克隆抗体可以与内分泌治疗同期进行。

4. HER-2 阳性乳腺癌术后辅助靶向治疗

（1）适应证：①浸润癌部分检测到 HER-2 基因扩增或过表达。②浸润癌部分最长径大于 1 cm 或腋窝淋巴结阳性。③不存在曲妥珠单克隆抗体的禁忌证。

（2）注意事项：①不与蒽环类药物同时使用，但可以与紫杉醇类药物同时使用。紫杉醇类辅助化疗期间或化疗后开始使用曲妥珠单克隆抗体。②曲妥珠单克隆抗体辅助治疗期限为 1 年。③曲妥珠单克隆抗体治疗期间可以进行辅助放疗和辅助内分泌治疗。

（六）疗效标准

1. WHO 实体瘤疗效判定标准

（1）临床治愈：乳腺癌经治疗后，原发肿瘤及转移病灶均消失，且连续随访 5 年，用现有的临床检查手段（X 线、B 超等）未能发现肿瘤有任何局部复发或远处转移现象。

（2）近期治愈：乳腺癌患者经手术根治切除，或用其他治疗手段治疗后，检查原发病灶已消失，也未能用现有的临床检查手段发现有转移病灶者。

（3）好转或有效：乳腺癌经姑息性切除或用化疗等其他方法治疗后，不但临床症状有改善，而且原发病灶或转移病变有好转且持续 2 个月以上者。

（4）无效：恶化、死亡。

2. 生活质量评价标准

手术和放化疗治疗后的疗效评价以生活质量改善为标准，采用乳腺癌专用生存质量表 FACT-B（4.0）B 中文版对患者的生存质量进行评价。

评价方法：于治疗前和各个观察周期分别将评价项目的各分值相加，得出各个项目的总得分。疗效百分比 =（治疗前总得分-治疗后总得分）÷治疗前总得分×100%。

显效：积分减少≥75%。

有效：50%≤积分减少<75%。

稳定：25%≤积分减少<50%。

无效：积分减少<25%。

# 卵 巢 癌

## 一、概述

卵巢癌是妇科常见的恶性肿瘤之一，可发生在妇女一生中的任何时期。其发病率约为 5.37/10 万，仅次于宫颈癌和子宫体癌，居妇科肿瘤的第三位。卵巢癌的死亡率居妇科肿瘤之首，其原因可能与卵巢癌发病部位的解剖位置相对居中，腹部早期症状不易与邻近的胃肠疾病区分和鉴别有关，尤其是胃肠疾病中的腹胀、便秘和腹痛等常见症状，约 70% 的卵巢癌患者在确诊前就已是晚期且出现并发症。目前，卵巢癌患者的 5 年生存率仍仅徘徊在 30% 左右。

## 二、西医病因及病理机制

### （一）病因

#### 1. 遗传因素

遗传因素在卵巢癌的发病中占据重要地位，20%～25% 的卵巢癌患者有家族史。BRCA1 等基因突变的存在，也会显著增加卵巢癌的患病风险。家族聚集性卵巢癌表明，遗传因素在卵巢癌的发病中起到了一定的作用。

#### 2. 内分泌因素

内分泌因素也是卵巢癌发病的重要原因之一。未孕、未哺乳以及使用促排卵药物等，都可能影响卵巢的内分泌功能，从而增加卵巢癌的患病风险。此外，乳腺癌或子宫内膜癌等激素依赖性疾病的患者，并发卵巢癌的机会较高。

#### 3. 环境因素

环境因素对卵巢癌的发病也有一定影响。工业发达国家卵巢癌的发病率较高，这可能与饮食中胆固醇含量高以及环境污染等因素有关。此外，不良的生活习惯，如吸烟、熬夜等，也可能增加卵巢癌的患病风险。

4. 持续排卵

每个月卵泡的破裂都会导致卵巢生发上皮的受损，如果在修复过程中出现异常，则可能致病。因此，持续排卵被认为是卵巢癌的一个高危因素。避孕药等抑制排卵的药物对卵巢癌可能有一定的保护作用。

5. 其他因素

病毒感染、化学致癌因素以及心理压力大等，也可能与卵巢癌的发病有关。此外，一些不良的生活习惯，如久坐不动、爱发脾气等，也可能会对卵巢的健康产生不利影响。

（二）病理机制

1. 病理特征

（1）细胞异常增生：卵巢癌的主要特征是卵巢组织中的细胞异常增生，这些细胞失去了正常的生长和调控机制，导致细胞无限制地增殖。

（2）分化异常：随着病情的发展，异常增生的细胞可能分化异常，从而形成具有恶性生物学行为的肿瘤细胞。

2. 病理类型

（1）上皮性卵巢癌：起源于卵巢表面的生发上皮，占卵巢癌的绝大多数。根据组织学特征，上皮性卵巢癌又可细分为浆液性癌、黏液性癌、子宫内膜样癌等。

（2）性索间质肿瘤：来源于卵巢的性索和间质组织，如颗粒细胞瘤、卵泡膜细胞瘤等。

（3）生殖细胞肿瘤：来源于卵巢的生殖细胞，多见于年轻女性，如无性细胞瘤、卵黄囊瘤等。

## 三、中医病因病机

（一）病因

中医学认为，卵巢癌的病因与多种致病因素有关。病因主要有外感六淫、七情内伤、饮食劳倦及禀赋不足等，以致脏腑阴阳气血失调，正气亏虚，气滞、痰湿、淤血等病邪搏结，留滞不去，聚而成癥。

1. 外感六淫

妇人在经前或经期，或产后，由于感受风寒，或素体阳虚，寒从内生，从而致寒气客于胞宫经脉，阻滞气血运行，遂致瘀积胞宫，日久形成癥瘕。

**2. 七情内伤**

妇人忧思易恐，情志不遂导致肝气郁结，气行不畅，气滞则血瘀，脉络不和，瘀血凝滞于胞脉之中，结为积块，渐成斯疾。

**3. 饮食劳倦**

饮食生冷，嗜酒过度，损伤脾胃，或过食肥厚辛辣，伤及脾胃，痰湿凝结，脾失健运，不能输布水谷精微，酿湿生痰，气机阻滞，痰瘀互结发为癥瘕。

**4. 禀赋不足**

先天禀赋不足、素体虚弱，外感邪气，痹阻气血，侵袭机体易致遏阻阳气升发，气血渐耗，脏腑日衰，日久成癥。

## （二）病理机制

**1. 发病**

临床常见主要症状有腹胀、下腹下坠疼痛、月经紊乱、面色紫暗或薰黑；常见伴随症状包括精神疲惫、乏力、纳呆、食欲减退、消瘦、脉细涩等。

**2. 病位**

卵巢癌的病位主要在肝、脾、肾三脏。肝藏血，司血海，主疏泄，喜条达，具有贮藏和调节血量的作用，故肝血的盛衰、肝气的疏泄功能对胞宫的生理功能和病理变化都有重要影响。脾主运化，为后天之本，其气主升，有统摄血液的功能、肾为先天之本，元阴元阳之根，主藏精气，精为化血之源，是月经、胎孕的物质基础。

**3. 病性**

在卵巢癌的发病过程中，早期以实证为主，寒凝、热毒、湿浊、痰瘀、气滞等阻滞脉络，邪正斗争剧烈；中期多虚实夹杂，晚期多为正气亏耗，气血多亏，气阴不足。

**4. 病势**

卵巢癌早期，有关症状和体征也因缺乏特异性，易被忽视或误诊。按其病程可被分为早期、中期和晚期。早期大多无任何症状和体征，易被忽略；邪气深入，症状明显时则进入中期阶段；肿瘤晚期，正气亏耗，脏腑日衰，病势日益深重，更为难治。

**5. 病机转化**

在疾病早期即存在正气受损的情况，但未至明显亏虚，瘤体小且局限，说明邪气已实但不深不广，一般全身情况尚可，仅以局部症状为主；中期多表现出正气虚损加剧，同时邪气逐渐深入且扩大，表现为局部肿块增大，侵及范围扩张，并出现各种虚性全身症状；晚期正气衰微，邪气反而既实且盛，主要表现为肿块巨大，伴有其他部位转移，并有难以进食，甚至神志欠清，面色萎黄或晦暗，枯瘦如柴等严重的全身虚损证候。

## 四、诊断

### （一）临床表现

卵巢肿瘤早期大多无任何症状和体征，即使出现有关症状和体征也因缺乏特异性，而易被忽视或误诊。

1. 症状

（1）下腹胀坠或盆腔下坠：可伴有纳差、恶心、胃部不适等胃肠道症状。

（2）腹围增加、腹部膨胀感，本病早期也可出现腹水，或肿瘤生长超出盆腔，在腹部可触摸到肿块。

（3）压迫症状：肿块伴腹水者，除有腹胀外还可引起压迫症状，如横膈抬高还可引起呼吸困难、不能平卧、心悸等。肿瘤压迫膀胱、直肠，可有排尿困难、肛门坠胀、大便改变。

（4）疼痛：当肿瘤发生扭转、破裂、出血或感染，或肿瘤压迫邻近脏器，可引起腹痛、腰痛等。

（5）全身症状：纳呆脘痞、贫血、进行性消瘦、恶病质。

（6）月经紊乱及内分泌症状：可有月经不调或阴道流血，还可出现性早熟、男性化等。

（7）转移性症状：可转移到肺、骨、肠道等，而引起相应的症状。

2. 体征

（1）少腹肿块：当肿块体积超出盆腔后才能发现少腹肿块，尤其在膀胱充盈时在耻骨联合上方可扪及肿块。

（2）腹水：可叩及移动性浊音，腹水多成血性。

（3）远处转移：可在锁骨上、腹股沟部位扪及肿大的淋巴结。

### （二）辅助检查

1. 妇科检查

目前女性体检中一般包括双合诊或三合诊，这对妇科或盆腔疾病的诊断具有较高的价值。妇科盆腔检查操作相对简单方便，若下腹部出现肿大的占位性物体并达到一定的体积便可触及，是早期筛查卵巢癌常用的方法之一。

### 2. B 超检查

目前常用的 B 超检查方法有经腹或经阴道二维超声、彩色多普勒血流显像及经阴道彩色多普勒超声。目前较为先进的彩色多普勒能量图能够显示肿瘤的血流信号、周边形状等，临床上根据上述显像图作为依据对肿瘤的良、恶性做出诊断，但也存在不同程度的交叉现象。经阴道彩色多普勒超声检查仪器为高频阴道超声探头，从阴道内部探入，探头位置与经腹壁超声相比更接近卵巢，可消除腹部超声检查时可能遇到的干扰。因此，以超声检查结果作为诊断依据之一来判断卵巢肿瘤的良、恶性相对客观、准确。

### 3. CT 和 MRI

CT 和 MRI 在卵巢癌早期诊断中起着相当重要的作用，能显示盆腔器官的组织结构及与周围组织的关系，特别是对人体的软组织 MRI 具有较高的分辨能力，但对微小病灶的鉴别不够理想。CT 和 MRI 均可了解肿瘤侵犯盆腔的范围并对盆腔肿瘤进行定位和定性，了解肝、肺及腹膜后淋巴结有无转移。

### 4. 细胞学检查

经腹或后穹隆穿刺抽取腹水进行细胞学检查，有助于卵巢癌的诊断。

### 5. 血清肿瘤标志物

血清肿瘤标记物的检测如 CA125，CEA，SONA，SGA 等对卵巢恶性肿瘤的敏感性高，但其特异性较差，不能凭单一免疫学检测判断其类型。但多种肿瘤标记物联合检测，如同时检测 CA125、CEA、铁蛋白及组织多肽抗原（TPA），可提高定性诊断的可靠性。

### （三）临床分期

### 1. TNM 分期

（1）原发肿瘤（T）分期

$T_x$：原发肿瘤无法评估。

$T_0$：无原发肿瘤的证据。

$T_1$：肿瘤局限于卵巢（单侧或双侧）。

$T_{1a}$：肿瘤局限于一侧卵巢，包膜完整，表面无肿瘤，腹水或腹腔冲洗液无癌细胞。

$T_{1b}$：肿瘤局限于两侧卵巢，包膜完整，表面无肿瘤，腹水或腹腔冲洗液无癌细胞。

$T_{1c}$：肿瘤局限于一侧或两侧卵巢并具备下列任何一种：包膜破裂，表面有瘤，腹水或腹腔冲洗液找到癌细胞。

$T_2$：肿瘤累及一侧或两侧卵巢，并伴盆腔内扩散和（或）转移。

$T_{2a}$：肿瘤扩散和（或）转移至子宫和（或）输卵管，腹水或腹腔冲洗液无癌细胞。

$T_{2b}$：肿瘤扩散和（或）转移至其他盆腔组织，腹水或腹腔冲洗液无癌细胞。

$T_{2c}$：盆腔内扩散和（或）转移（$T_{2a}$ 或 $T_{2b}$），腹水或腹腔冲洗液找到癌细胞。

$T_3$：肿瘤累及一侧或两侧卵巢，组织学证实腹膜表面有镜下种植。

$T_{3a}$：腹膜表面有镜下种植（无肉眼可见肿瘤）。

$T_{3b}$：腹腔种植结节直径≤2 cm。

$T_{3c}$：腹腔种植结节直径>2 cm 和（或）区域淋巴结转移。

（2）淋巴结转移（N）分期

$N_x$：区域淋巴结无法评估。

$N_0$：无区域淋巴结转移。

$N_1$：有区域淋巴结转移。

（2）远处转移（M）分期

$M_x$：远处转移无法评估。

$M_0$：无远处转移。

$M_1$：有远处转移（不包括腹腔内转移）。

2. 卵巢癌的临床分期（表4）

### 表4　卵巢癌的临床分期

| 分期 | T | N | M |
| --- | --- | --- | --- |
| ⅠA 期 | $T_{1a}$ | $N_0$ | $M_0$ |
| ⅡB 期 | $T_{1b}$ | $N_0$ | $M_0$ |
| ⅠC 期 | $T_{1c}$ | $N_0$ | $M_0$ |
| ⅡA 期 | $T_{2a}$ | $N_0$ | $M_0$ |
| ⅡB 期 | $T_{2b}$ | $N_0$ | $M_0$ |
| ⅡC 期 | $T_{2c}$ | $N_0$ | $M_0$ |
| ⅢA 期 | $T_{3a}$ | $N_0$ | $M_0$ |
| ⅢB 期 | $T_{3b}$ | $N_0$ | $M_0$ |
| ⅢC 期 | $T_{3c}$ | $N_0$ | $M_0$ |
|  | 任何 T | $N_1$ | $M_0$ |
| Ⅳ期 | 任何 T | 任何 N | $M_1$ |

## 五、鉴别诊断

### 1. 鼓胀

系肝病日久，肝脾肾功能失调，气滞、血瘀、水停于腹中所导致的以腹胀大如鼓、皮色苍黄、脉络暴露为主要临床表现的一种病症。根据肝硬化症状的表现、肝功能检查结果、盆腔检查有无包块、腹水的性状等不难鉴别，必要时行 B 超、CT 等辅助检查。

### 2. 盆腔炎性包块

炎症可形成实质性、不整齐的固定包块，或宫旁结缔组织炎呈炎性浸润达盆壁，与卵巢癌症状相似。盆腔炎性包块患者往往有人工流产术、上环、取环、产后感染等病史。盆腔炎主要表现为发热、下腹痛、病程长等临床表现，双合诊检查触痛明显，应用抗炎治疗包块缩小。在必要时，要进行包块细胞学检查。

### 3. 盆腔子宫内膜异位症

此病所形成的粘连性卵巢包块及子宫直肠陷凹结节与卵巢癌的症状十分相似，但此病常为生育期年龄患者，有进行性痛经，随月经周期加重及不孕等特征进行鉴别。必要时，行腹腔或剖腹探查确诊。

## 六、治疗

### （一）治疗原则

卵巢癌是女性多发的恶性肿瘤，其病因病机极为复杂。与此同时，临床发现的肿瘤患者往往经过手术、化疗、放疗的治疗，身体状况相对较差，治疗较为棘手。中医药在提高患者自身抗病能力、控制肿瘤进一步发展和转移，减轻放化疗对机体的不良反应、延长患者生存时间、改善患者生活质量上有极为重要的作用。在肿瘤疾病的治疗过程中，中医药与现代医学的有机结合，可以极大地提高肿瘤疾病的治疗效果，辨证论治仍是中医药治疗肿瘤的精髓，但遣方用药应切勿拘泥于分型。在治疗上，应要抓住卵巢癌本虚标实的病机，以扶正固本为主，辅以散寒、行气、活血、祛湿、化痰，辨证施治。

### （二）中医证型及治疗

### 1. 气滞血瘀证

主证：腹部包块，坚硬，腹胀，面黯无华，神疲乏力，形体消瘦，肌肤甲错，二便不畅，尿黄少。月经紊乱或阴道流血。舌有紫斑及暗紫，脉细涩或细弦。

病机分析：七情内伤，气机不畅，或邪毒内侵，或久病体虚，肾气不充，均可损伤冲任，致气血失调，血海蓄溢失常，气血搏结而发为本病。

治则：行气活血，祛瘀散结。

方药：膈下逐瘀汤加减（黄芪、当归、莪术、五灵脂、乌药、川芎、三棱、赤芍、延胡索、桃仁、红花、香附等）。

加减：热毒炽盛者，加肿节风、蒲公英、苦参等清热解毒；腹胀明显者，加香附、八月札、枳壳、厚朴等行气消胀。

2. 痰湿凝聚证

主证：腹部肿块，腹股沟及浅表皮下结节肿块，胃脘胀满，食后腹胀，面目浮肿，或面色萎黄，大便溏泄，食欲减退，身倦无力，或肌瘦无力。舌质淡黯，苔白腻，脉滑。

病机分析：平素寒温失节或饮食不调，致脏腑气血功能虚损，水湿不运，湿邪内生，积久成痰，痰湿搏结于任脉，冲任失调，气机不畅，气血痰湿等结而成癥积。

治则：健脾益气，祛湿化痰。

方药：四君子汤加减，益元汤合桂枝茯苓丸加减（党参、生黄芪、白术、茯苓、车前子、山慈菇、夏枯草、赤芍、半夏、猪苓、海藻、厚朴、鸡内金）。

加减：腹水多者，加水红花子、冲天草、龙葵；腹胀甚者，加木香、槟榔、大腹皮、枳实；痰多咳嗽者，加浙贝母、杏仁、桔梗等化痰止咳；脘痞纳差重者，加苏梗、枳壳、砂仁等理气化湿；兼有瘀血者，加桃仁、土鳖虫、莪术等祛瘀软坚。

3. 湿热毒结证

主证：腹部肿块，小腹胀痛，或伴有腹水、不规则阴道出血，口苦、不欲饮、便干尿黄、舌质暗红、苔厚腻、脉弦滑或滑数。

病机分析：饮食不节，湿邪内生，或外感六淫邪毒，邪毒与血气痰湿等互结于任脉而致癥瘕。或癥瘕日久不治，进一步耗伤气血，脏腑失养，脏腑气血功能则进一步加重，癥瘕难去。

治则：清热利湿，解毒散结。

方药：龙胆泻肝汤加减（半枝莲、龙葵、白花蛇舌草、白英、川楝子、车前草、土茯苓、瞿麦、败酱草、大腹皮等）。

加减：毒热盛者，加蛇莓、草河车、苦参；腹胀甚者，加木香、槟榔、大腹皮、枳实。

4. 脾肾两虚证

主证：腹痛绵绵，倦怠乏力，少气懒言，消瘦，动则汗出，食少无味，或潮热盗汗，五心烦热，腰膝酸软，舌淡红，脉沉细弱。

病机分析：禀赋不足，素体虚弱，外感邪气，痹阻气血，侵袭机体易致遏阻阳气升发，气血渐耗，损伤脾肾，脏腑日衰，日久成癥。

治则：健脾补肾、益气养血。

方药：四君子汤合左归丸加减（党参、白术、茯苓、黄芪、杜仲、山萸肉、枸杞子、黄精、生地黄、熟地黄等）

加减：夜寐不安者，加酸枣仁、远志等宁心安神；腰痛明显者，重用杜仲，并加牛膝、秦艽等补肾强筋骨；口干欲饮者，加知母、黄柏、桑寄生、桑椹子等滋肾养阴。

（三）西医治疗

1. 外科手术治疗

卵巢癌的治疗原则采用以手术治疗为主的综合治疗。手术不仅是最有效的治疗方法，而且是确定诊断、明确分期及了解病变播散的主要方法。卵巢癌的手术既要强调首次手术的彻底性，又要避免不必要的过分扩大手术。卵巢癌最常规的手术范围应为全子宫及双侧附件切除术再加大网膜的切除术。但对晚期患者的手术原则是在不威胁患者生命的情况下，除尽可能进行常规范围的手术外，还需尽可能地切除原发病灶及其所有的转移灶，手术可采取肿瘤细胞减瘤术或大块切除术。早期卵巢癌全面分期探查术（腹水、腹腔冲洗液细胞学检查或全面盆腹腔探查）是正确分期诊断的基础。早期卵巢癌的基本术式是全子宫双附件并大网膜切除。Ⅲ期以下的早期卵巢癌均应行腹膜后淋巴结清扫。对于早期或者低危的肿瘤如恶性生殖细胞肿瘤、交界性肿瘤、早期浸润性上皮癌等，患者希望保留生育功能的，可以考虑患侧附件切除，保留子宫和对侧附件，但应行广泛分期手术，以除去外潜在的晚期肿瘤。中晚期卵巢癌术式主要为肿瘤细胞减瘤术（减灭术）及中间减瘤术（或称间隔减瘤术）。晚期卵巢癌经积极手术切除后，残存肿瘤体积对生存质量至关重要，目前国际上统一将残存肿瘤≤1 cm确定为理想的减瘤术。

2. 化疗

目前，一线化疗方案中，铂类化合物被证明是治疗卵巢癌最有效的药物，紫杉醇联合卡铂基本上是一线化疗的标准方案。虽然紫杉醇联合铂类化疗，较环磷酰胺联合铂类化疗延长了中位生存期，但即使获得临床完全缓解，仍有

50%~70%患者复发，且多在 2 年内复发。与全身用药相比，腹腔内灌注能够使药物在腹腔内达到非常高的浓度比，使肿瘤"浸浴"其中。

**3. 放疗**

放疗是治疗卵巢癌的辅助治疗方法之一。近年来强调卵巢癌患者在接受手术及化疗后，再酌情采用放疗。由于多数卵巢癌的放疗敏感性差，在盆腔放疗时，往往受到脏器耐受量的限制而使放射量不足，无法控制残余量，而且已有相当一部分病人会发生肠道并发症。另外，放疗大面积照射后可使骨髓受损，以至难以及时配合化疗，影响疗效。除对于放疗敏感的无性细胞瘤及中度敏感的颗粒细胞瘤可考虑术后放疗外，对于上皮性的Ⅱ期、Ⅲ期病人，最好在手术及化疗后，或在手术减瘤术后在进行辅助放疗。对于晚期或顽固病灶的姑息放疗，可减轻患者痛苦，延长患者生命。

**4. 靶向治疗**

靶向治疗是基于肿瘤组织特征有别于正常组织，所给予的针对性治疗。与卵巢癌相关的 ErbB 受体，以 EGFR 抑制药临床应用最广，目前进入Ⅱ期临床研究治疗复发性卵巢癌的药物主要有吉非替尼、西妥昔单抗和曲妥珠单抗。近年来肿瘤治疗的重要方向为抗血管内皮生长因子（VEGF）及 VEGF 受体治疗。重组人源性抗 VEGF 单克隆抗体贝伐单抗是第一个被批准用于抑制血管生长的单克隆抗体药物，其对卵巢癌的治疗研究已进行到Ⅱ期临床试验。遗传性 BRCA 突变的患者有"综合致命性"，对这种患者应使用多腺苷二磷酸核糖聚合酶（PARP）抑制剂奥拉帕尼进一步抑制 DNA 修复，触发凋亡。目前，已有 1/3 的病例显示出疗效。

**（四）远期疗效**

**1. WHO 疗效测量指标**

（1）可测量病灶评定：①完全缓解（CR）：卵巢癌可见病灶经治疗后完全消失，不少于 4 周。②部分缓解（PR）：卵巢癌可见病灶经治疗后缩小 50% 以上，且持续缓解达 4 周或 4 周以上，同时无新病灶出现。③稳定或无变化（NC）：卵巢癌可见病灶经治疗后缩小不超过 50% 或增大不超过 25%。④进展（PD）：一个或多个病灶经治疗后范围增大超过 25% 或出现新病灶。

（2）不可测量病灶评定：①完全缓解（CR）：卵巢癌所有可见病灶经治疗后完全消失，不少于 4 周。②部分缓解（PR）：卵巢癌病灶经治疗后估计缩小 50% 以上，且持续缓解达 4 周或 4 周以上，同时无新病灶出现。③稳定或无变化（NC）：病变无明显变化维持 4 周，或肿瘤增大估计不足 25%，或缩小不到

50%。④进展（PD）：出现新病灶或病灶估计增大不少于50%。

2. 远期疗效指标

（1）缓解期：自达到 PR 疗效之日至肿瘤复发不足 PR 标准之日为止为时间缓解期。通常以月计算，将各个缓解病例的缓解时间（月）列出，由小到大排列，取其中间数值（月）即为中位缓解期，按统计学计算出中位数。

（2）生存期：从治疗开始之日起至死亡或末次随诊之日为生存期或生存时间，一般以月或年计算，中位生存期的计算方法与上同。

（3）生存率：N 年生存率＝生存 N 年以上的病例数÷随诊 5 年以上的总病例数×100%。

3. 生活质量评价标准

手术和放化疗治疗后的疗效评价以生活质量改善为标准，采用 EORTC（欧洲癌症治疗研究组织）-QLQ-C30 量表，该表为自评式生活质量表，共 30 个项目，包括 6 个功能量表：躯体功能、角色功能、认知功能、情绪功能、社会功能、总体健康状况。它从机体功能、心理状态、社会状态和自觉状态等多个角度对患者进行评价。

评价方法：于治疗前和各个观察周期分别将上述 6 个评价项目的各分值相加，得出各个项目的总得分。疗效百分比＝（治疗前总得分-治疗后总得分）÷治疗前总得分×100%。

显效：积分减少≥75%。

有效：50%≤积分减少<75%。

稳定：25%≤积分减少<50%。

无效：积分减少<25%。

# 肺 癌

## 一、概述

肺癌又称为原发性支气管肺癌，是一种生长在支气管和肺泡上的癌症。临床上一般分为小细胞肺癌（SCLC）和非小细胞肺癌（NSCLC）两大类型。属于中医学"肺癌""咳嗽""咯血"等范畴。

肺癌是临床常见的恶性肿瘤之一。在发达国家，肺癌在男性和女性中占癌症死因的第一位，尽管采取了包括禁止吸烟在内的各种预防措施，肺癌的死亡率还是持续上升。据估计，全世界每年有 60 万新发肺癌患者。近 20 年我国的肺癌发病率以每年 11% 的速度递增，总患病率已居男性恶性肿瘤首位，预计到 2025 年，每年将有 90 万人死于肺癌，我国将成为世界第一肺癌大国。临床根据病史和症状、X 线检查、痰或胸腔积液脱落细胞学涂片、淋巴结穿刺或活检、纤维支气管镜检查、CT 检查以及胸部探查等可确诊。早期肺癌及时治疗可以根治，中晚期肺癌治疗效果仍不理想，主要通过放疗、化疗、生物靶向治疗，以及中医药等非手术手段获得较好的姑息效果。

## 二、西医病因及病理机制

### （一）病因

一般认为，空气污染与吸烟是导致肺癌的主要原因。其中，90% 以上的肺癌病例与吸烟有关。研究证明，职业因素（如长期接触或吸入化学致癌物）、空气污染、电离辐射、饮食与营养以及肺结核等多种因素都可以导致肺癌，尤其是这一流行病学资料显示，近年来大城市肺癌发病率呈增高趋势，这更显示了空气污染已成为肺癌的一个不可忽视的因素。

除此以外，机体免疫功能的低下、内分泌失调及家族遗传等因素对肺癌的发生也能起到一定的作用。

（二）病理机制

目前，对肺癌的发病机制尚不甚清楚。一般认为，肿瘤的发生机制在肺癌与细胞的增殖分化和凋亡、细胞信号传导异常等有关。近年研究进一步表明，肺癌的发生与某些原癌基因的活化以及抑癌基因的失活有关。

1. 大体病理形态

根据肺癌的生长部位可以分为中心型肺癌和周围型肺癌，前者指肿瘤发生在总支气管和叶支气管，或发源于段支气管但已侵犯叶支气管的肺癌，以鳞癌和未分化癌为多见；后者是指发生于肺段以下支气管直到细小支气管的肺癌，以腺癌为多见。

2. 组织学分类及分级

（1）不典型增生和原位癌。

（2）恶性：①鳞状细胞癌（表皮样瘤）。②SCLC：雀麦细胞癌、中间细胞癌、复合雀麦细胞癌。③腺癌：腺泡状腺癌、乳头状腺癌、细支气管肺泡癌、实体癌伴黏液形成。④大细胞肺癌：巨细胞癌、透明细胞癌。⑤腺鳞细胞癌。⑥类癌。⑦支气管腺体癌。除小细胞癌外，其他各细胞类型均归之于 NSCLC。

## 三、中医病因病机

《杂病源流犀烛》云："邪积胸中，阻塞气道，气不得通，为痰，为食，为血，皆邪正相搏，邪既胜，正不得制之，遂结成形而有块。"这说明，肺中积块的产生是由于正气亏虚，邪毒入侵，气机不利，气、血、痰搏结而成。中医认为，肺癌系感受风寒暑湿燥火等六淫之邪，或外界秽浊、邪毒之气侵袭肺脏，致肺失宣肃，肺不布津，聚而成痰；或肺气膹郁，脉络受阻，气滞血瘀。外邪、痰浊、瘀血相互搏结日久形成肿瘤。此外，素体虚弱，禀赋不足，正气亏虚而致正虚邪陷，亦致此病。

因此，肺癌产生的机制不外正虚邪实、痰瘀毒互结。肺癌是因虚得病、因虚致实、全身属虚、局部属实的疾病。

## 四、诊断

（一）病史采集

（1）注意询问与肺癌发生有关的病史，如长期吸烟、职业环境、家族史等。

（2）症状：包括肺内症状、肺外症状、全身症状。注意有无咳嗽、咯血或血痰、胸痛、声嘶、胸闷、气急、发热、消瘦、关节胀痛、皮肤改变、血栓性静脉炎等。

（二）物理检查

1. 视诊

有无霍纳综合征、上腔静脉压迫症、杵状指（趾）、发绀、皮肤损害等。

2. 触叩诊

有无锁骨上及腋下淋巴结肿大，有无肝脏肿大、皮下结节，骨骼有无压痛及叩痛。

3. 听诊

有无声音嘶哑、肺部啰音、哮鸣音、肺不张及胸腔积液等。

（三）诊断要点

1. 胸部 X 线检查

包括胸透、胸部正侧位及体层片。

2. 胸部 CT 检查

包括 CT 平扫、CT 增强、CT 引导下进行经皮肺穿刺活检等。

3. 痰细胞学检查

无咳嗽咳痰者，可采用雾化引痰法。

4. 纤维支气管镜检查

观察肿瘤的部位和范围、活检或刷检进行组织学或细胞学检查。

5. 活体组织检查

可明确组织学诊断，包括转移淋巴结的活检、B 超或 CT 引导下的经皮肺穿刺针吸活检、经纤支镜的活检、皮下转移结节的活检、胸膜活检及开胸探查、术中冰冻切片活检等。

6. B 超检查

有助于了解远隔转移（肾上腺、肝、脾、腹腔淋巴结及锁骨上淋巴结等），也可在 B 超引导下进行经皮肺穿刺活检等。

7. 有骨痛的患者应行骨 ECT 检查。

（四）分型

1. 肿瘤发生部位分型

（1）中央型：是发生于主支气管和叶支气管，或发源自段支气管，但已侵犯叶支气管的癌。

（2）周围型：发生于段和段以下支气管的癌。

2. 组织学分型

临床上一般可将肺癌简略地分为以下五类。

（1）鳞状细胞癌。

（2）SCLC。

（3）大细胞肺癌。

（4）腺癌。

（5）细支气管肺泡癌。

（五）临床分期

1. SCLC 的分期

目前，SCLC 的分期主要沿袭美国退伍军人肺癌协会（VALG）的二分期法，此分期主要基于放疗在 SCLC 治疗中的重要地位。AJCC 肺癌 TNM 系统能更加精确地评估肿瘤范围，在临床研究中推荐使用。

局限期：病变局限于一侧胸腔，有（无）同侧肺门、同侧纵隔、同侧锁骨上淋巴结转移，可合并少量胸腔积液，轻度上腔静脉压迫综合征。对应 Ⅰ～Ⅲ 期，因体积过大无法耐受一个放疗计划的情况除外。

广泛期：凡病变超出局限期者，均列入广泛期。对应Ⅳ期，包括 $T_3 \sim T_4$ 或因多个肺内结节导致无法耐受一个放疗计划的情况。国际肺癌研究协会（IASLC）推荐同时采用 UICC/AJCC 肺癌 TNM 分期（目前更新至第 8 版 UICC/AJCC 2017）。

（1）原发肿瘤（T）

$T_x$：原发肿瘤不能评估。

$T_0$：没有原发肿瘤的证据。

Tis：原位癌。

$T_1$：肿瘤最大径≤3 cm，周围包绕肺组织及脏胸膜，支气管镜见肿瘤位于叶支气管开口远端，未侵及主支气管（仅局限于支气管壁的情况下，即使累及主支气管，为 $T_{1a}$）。

$T_{1a}$mi：微侵袭腺癌。

$T_{1a}$：肿瘤最大径≤1 cm。

$T_{1b}$：肿瘤最大径>1 cm，且≤2 cm。

$T_{1c}$：肿瘤最大径>2 cm，且≤3 cm。

$T_2$：肿瘤最大径>3 cm，且≤5 cm。或符合以下任一情况：侵犯主支气管，但未侵及隆突；侵及脏胸膜；有阻塞性肺炎延伸至肺门，或者部分或全肺不张。

$T_{2a}$：肿瘤最大径>3 cm，且≤4 cm。

$T_{2b}$：肿瘤最大径>4 cm，且≤5 cm。

$T_3$：肿瘤最大径>5 cm，且≤7 cm；侵及以下任何一个器官，包括：胸壁（包括肺上沟瘤）、膈神经、心包壁层；同一肺叶出现孤立性肿瘤。符合以上任何一个即归为 $T_3$。

$T_4$：肿瘤最大径>7 cm。无论大小，侵及以下任何一个器官，包括：膈、纵隔、心脏、大血管、气管、喉返神经、食管、椎体、隆突；同侧不同肺叶出现孤立肿瘤。

（2）区域淋巴结（N）

$N_x$：区域淋巴结不能评估。

$N_0$：无区域淋巴结转移。

$N_1$：转移至同侧支气管周围淋巴结和（或）同侧肺门淋巴结，包括原发肿瘤的直接侵犯。

$pN_{1a}$：单站受累。

$pN_{1b}$：多站受累。

$N_2$：转移到同侧纵隔和（或）隆突下淋巴结。

$pN_{2a1}$：单站病理 $N_2$，无 $N_1$ 受累，即跳跃转移。

$pN_{2a2}$：单站病理 $N_2$，有 $N_1$ 受累（单站或者多站）。

$pN_{2b}$：多站 $N_2$。

$N_3$：转移到对侧纵隔、对侧肺门、同侧或对侧斜角肌或锁骨上淋巴结。

（3）远处转移（M）

$M_x$：远处转移不能评估。

$M_0$：无远处转移。

$M_1$：有远处转移。

$M_{1a}$：胸膜播散（恶性胸腔积液、心包积液或胸膜结节），原发肿瘤对侧肺叶内有孤立的肿瘤结节。

$M_{1b}$：远处单个器官单发转移。

$M_{1c}$：多个器官或单个器官多处转移。

下表为 SCLC 的国际 TNM 分期（UICC/AJCC 2017）（表5）。

表 5　SCLC 的临床分期

| 分期 | T | N | M |
|---|---|---|---|
| 0 | Tis | $N_0$ | $M_0$ |
| ⅠA | $T_{1a}$ | $N_0$ | $M_0$ |
| | $T_{1b}$ | $N_0$ | $M_0$ |
| | $T_{1c}$ | $N_0$ | $M_0$ |
| ⅠB | $T_{2a}$ | $N_0$ | $M_0$ |
| ⅡA | $T_{2b}$ | $N_0$ | $M_0$ |
| ⅢA | $T_{1\sim2}$ | $N_2$ | $M_0$ |
| | $T_3$ | $N_1$ | $M_0$ |
| ⅢB | $T_4$ | $N_{0\sim1}$ | $M_0$ |
| | $T_{1\sim2}$ | $N_3$ | $M_0$ |
| | $T_{3\sim4}$ | $N_2$ | $M_0$ |
| ⅢC | $T_{3\sim4}$ | $N_3$ | $M_0$ |
| ⅣA | 任何 T | 任何 N | $M_{1a\sim b}$ |
| ⅣB | 任何 T | 任何 N | $M_{1c}$ |

2. NSCLC 的分期

分期检查项目应包括：脑增强核磁、锁骨上 B 超、胸及上腹部增强 CT（包括肾上腺）、骨扫描或 PET-CT。血常规、生化、相关肿瘤标志物、肺功能、心电图虽不属于分期检查项目，但与选择治疗方案密切相关，也应一并进行。

分期：NSCLC 的 TNM 分期采用 IASLC（2017 年第 8 版）。

（1）原发肿瘤（T）

$T_x$：未发现原发肿瘤。或通过痰细胞学或支气管灌洗发现癌细胞，但影像学及支气管镜无法发现。

$T_0$：无原发肿瘤的证据。

Tis：原位癌。

$T_1$：肿瘤最大直径≤3 cm，周围包绕肺组织及脏胸膜，支气管镜见肿瘤位于叶支气管开口远端，未侵及主支气管。

$T_{1a}$mi：微侵袭腺癌。

$T_{1a}$：肿瘤最大直径≤1 cm。

$T_{1b}$：肿瘤最大直径>1 cm，但≤2 cm。

$T_{1c}$：肿瘤最大直径>2 cm，但≤3 cm。

$T_2$：肿瘤最大直径>3 cm，但≤5 cm；侵犯主支气管，但未侵及隆突；侵及脏胸膜；有阻塞性肺炎或者部分（全）肺不张；符合以上任何一个即归为 $T_2$。

$T_{2a}$：肿瘤最大直径>3 cm，但≤4 cm。

$T_{2b}$：肿瘤最大直径>4 cm，但≤5 cm。

$T_3$：肿瘤最大径>5 cm，但≤7 cm；侵及以下任何一个器官，包括：胸壁、膈神经、心包；同一肺叶出现孤立性癌结节；符合以上任何一个即归为 $T_3$。

$T_4$：肿瘤最大径>7 cm；不论肿瘤大小，侵及以下结构者：纵隔、心脏、大血管、隆突、喉返神经、主气管、食管、椎体以及膈肌；原发肿瘤同侧不同肺叶出现孤立癌结节。

（2）区域淋巴结（N）

$N_x$：淋巴结转移情况无法判断。

$N_0$：无区域淋巴结转移。

$N_1$：转移至同侧支气管周围淋巴结和（或）同侧肺门淋巴结，包括原发肿瘤的直接侵犯。

$pN_{1a}$：仅有单站受累。

$pN_{1b}$：包括多站受累。

$N_2$：转移到同侧纵隔和（或）隆突下淋巴结。

$pN_{2a1}$：单站病理 $N_2$，无 $N_1$ 受累，即跳跃转移。

$pN_{2a2}$：单站病理 $N_2$，有 $N_1$ 受累（单站或者多站）。

$pN_{2b}$：多站病理 $N_2$。

$N_3$：转移到对侧纵隔、对侧肺门淋巴结、对侧或同侧斜角肌或锁骨上淋巴结。

（3）远处转移（M）

$M_x$：无法评价有无远处转移。

$M_0$：无远处转移。

$M_{1a}$：胸膜播散（恶性胸腔积液、心包积液或胸膜结节），原发肿瘤对侧肺叶内有孤立的癌结节。

$M_{1b}$：远处单个器官单发转移。

$M_{1c}$：多个器官或单个器官多处转移。

（4）NSCLC 的临床分期（表6）

**表 6　NSCLC 的临床分期**

| 分期 | T | N | M |
| --- | --- | --- | --- |
| 隐匿 | $T_x$ | $N_0$ | $M_0$ |
| 0 | Tis | $N_0$ | $M_0$ |
| ⅠA | $T_{1a}mi$ | $N_0$ | $M_0$ |
| | $T_{1a}$ | $N_0$ | $M_0$ |
| | $T_{1b}$ | $N_0$ | $M_0$ |
| | $T_{1c}$ | $N_0$ | $M_0$ |
| ⅠB | $T_{2a}$ | $N_0$ | $M_0$ |
| ⅡA | $T_{2b}$ | $N_0$ | $M_0$ |
| ⅡB | $T_{1a\sim c}$ | $N_1$ | $M_0$ |
| | $T_{2a}$ | $N_1$ | $M_0$ |
| | $T_{2b}$ | $N_1$ | $M_0$ |
| | $T_3$ | $N_0$ | $M_0$ |
| ⅢA | $T_{1a\sim c}$ | $N_2$ | $M_0$ |
| | $T_{2a\sim b}$ | $N_2$ | $M_0$ |
| | $T_3$ | $N_1$ | $M_0$ |
| | $T_4$ | $N_{0\sim1}$ | $M_0$ |
| ⅢB | $T_{1a\sim c}$ | $N_3$ | $M_0$ |
| | $T_{2a\sim b}$ | $N_3$ | $M_0$ |
| | $T_3$ | $N_2$ | $M_0$ |
| | $T_4$ | $N_2$ | $M_0$ |
| ⅢC | $T_3$ | $N_3$ | $M_0$ |
| | $T_4$ | $N_3$ | $M_0$ |
| ⅣA | 任何 T | 任何 N | $M_{1a}$ |
| | 任何 T | 任何 N | $M_{1b}$ |
| ⅣB | 任何 T | 任何 N | $M_{1c}$ |

## （六）中医证型

**1. 气滞血瘀证**

（1）主要证候：①咳嗽。②胸痛有定处，如锥如刺。③咯血。④胸闷气憋。⑤舌质暗或有瘀斑。

（2）次要证候：①口唇紫黯。②脉弦细或细涩。

具备主证 3 项及次证 1 项。

2. 痰湿蕴肺证

（1）主要证候：①咳嗽。②咯痰，痰质稠黏，痰白或黄白相间。③气憋。④胸闷痛。⑤苔白腻或黄厚腻，脉弦滑。

（2）次要证候：①纳呆便溏。②神疲乏力。③舌质黯。

具备主证 3 项及次证 1 项。

3. 阴虚毒热证

（1）主要证候：①咳嗽无痰或少痰，或痰中带血，甚则咯血不止。②胸痛。③潮热盗汗。④热势壮盛，久稽不退。⑤舌质红，舌苔薄黄。

（2）次要证候：①心烦，寐差。②口渴，大便干结。③脉弦细数或数大。

具备主证 3 项及次证 1 项。

4. 气阴两虚证

（1）主要证候：①咳嗽痰少，或痰稀而黏，咳声低弱。②气短喘促。③神疲乏力，形瘦恶风。④自汗或盗汗。⑤脉细弱。

（2）次要证候：①面色苍白。②口干少饮。③舌质红或淡。

具备主证 3 项及次证 1 项。

## 五、鉴别诊断

（一）西医鉴别诊断

1. 肺结核

肺癌和肺结核相互混淆最多。肺门淋巴结结核、锁骨下浸润病灶、肺不张、结核球、空洞形成、粟粒样病变、胸腔积液等各种结核病变都酷似肺癌。

（1）肺门淋巴结结核：易与中央型肺癌相混淆，多见于儿童或青年，常伴有低热、盗汗等结核中毒症状，结核菌素试验多呈阳性，抗结核治疗有效。痰脱落细胞检查和纤支镜检查有助于鉴别诊断。

（2）肺结核球：应与周围型肺癌相鉴别。结核球多见于年轻患者，病变多位于肺尖上段或下叶背段的结核好发部位。多无症状，病灶边界清楚，直径多在 3 cm 以内，可有包膜，阴影密度高，有时含钙化点，周围可见纤维结核灶，多年不变。肺结核球如有空洞，多为中心型，内壁光滑，少见胸膜牵曳征，常有周围卫星灶。肺癌形状不规则、分叶、边缘毛糙，直径多在 5 cm 以上，空洞一般偏心，内壁凹凸不平，有胸膜牵曳征，伴胸膜肥厚，常无周围卫星灶。

（3）急性粟粒型肺结核：应与弥漫型细支气管肺泡癌相鉴别。粟粒型肺结核患者发病年龄较轻，胸片上表现为病灶大小相等和分布均匀的粟粒结节，常伴有发热、盗汗等全身中毒症状，呼吸道症状不明显。而肺泡癌两肺多为大小不等、分布不均的结节状播散病灶，且有进行性呼吸困难，抗结核治疗无效。

2. 肺炎

应与癌性阻塞性肺炎相鉴别，约 1/4 早期肺癌以肺炎形式表现，但一般肺炎抗菌药物治疗多有效，病灶吸收快而完全。若起病缓慢，无毒性症状，抗生素治疗后炎症吸收较缓慢，或炎症吸收后出现块状阴影，同一部位反复发生肺炎时，应考虑到肺癌可能，可通过纤支镜检查和痰脱落细胞学检查等加以鉴别。

3. 肺脓肿

癌性空洞继发感染，应与原发性肺脓肿相鉴别。癌性空洞先有肺癌症状，如刺激性咳嗽、反复咯血，随后出现感染、咳嗽加剧，多无明显中毒症状，胸片上空洞呈偏心性，壁厚，内壁凹凸不平。原发性肺脓肿起病急，中毒症状明显，多有寒战、高热、咳嗽、咳大量脓臭痰等症状。血常规检查可发现白细胞和中性粒细胞增多，胸片上可见均匀的大片炎性阴影，空洞壁薄，内有液平。纤支镜检查和痰脱落细胞检查有助于鉴别。

4. 结核性胸膜炎

结核性胸膜炎的胸液多为透明，草黄色，有时为血性。癌性胸液则多为渗出液，多为血性，量大，增长迅速，但肿瘤阻塞淋巴管时，可有漏出性胸液。胸水常规、结核菌和病理检查，有助于诊断。

5. 纵隔淋巴瘤

应与中央型肺癌相鉴别。纵隔淋巴瘤常为双侧性，可有发热等全身症状，但支气管刺激症状不明显，痰脱落细胞检查阴性。

6. 良性肿瘤

肺部常见的良性肿瘤包括炎性假瘤、肺囊肿、肺错构瘤、肺腺瘤等，发病率低，在影像学上与肺癌相似。良性肿瘤生长速度缓慢，与周围正常组织分界清楚，块影密度高而均匀，肺门淋巴结鲜见肿大，细胞学或组织病理学可确诊。

（二）中医类证鉴别

1. 肺痨

肺痨多发生于青壮年，发病有明确的痨虫接触史，有咳嗽、咯血、胸痛、发热、消瘦等症状，与肺癌容易混淆。部分肺痨患者已愈合的结核病灶所引起的肺部瘢痕可恶性变为肺癌。通过肺部 X 线、CT 检查、血沉、痰结核菌检查、痰脱落细胞学检查、纤维支气管镜检查、组织活检等可鉴别。此外，肺痨经抗结核治疗有效，肺癌经抗结核治疗则病情无好转。

2. 肺痈

肺痈起病急，有外感因素或有痰热甚之病史，高热、寒战、咳嗽、胸痛、咯吐腥臭浊痰，甚则咯吐脓血痰，一般无神疲乏力、消瘦等恶病质症状。肺癌患者在外感寒邪时，也可出现高热、咳嗽加剧等症，可借助肺部 X 线检查、CT 检查、痰和血的病原体检查、痰脱落细胞学检查、组织活检等检查加以鉴别。

3. 肺胀

肺胀多发生于 40 岁以上人群，既往有多种慢性肺部疾病史，具有病程长、迁延不愈、反复发作等特点。以咳嗽、咳痰、喘息、心悸、唇甲发绀、胸部胀满、四肢水肿为主症，借助肺部 X 线、CT 检查、痰脱落细胞学检查、组织活检等技术可互相鉴别。

## 六、治疗

（一）治疗原则

手术治疗是治疗肺癌的首选方法，放化疗具体方案应根据肺癌组织学类型、生物学的特性、临床分期制订。对不能手术的晚期肺癌患者，应以中西药物为主进行综合治疗以改善患者的症状、提高患者的生活质量、延长患者的生命。

1. NSCLC

Ⅰ期、Ⅱ期：只要无剖胸探查禁忌证，都建议患者接受手术治疗，手术以根治为目的。术后除ⅠA期外进行辅助化疗，有残留者术后放疗。拒绝手术或有手术禁忌证者，应予根治性放疗。

ⅢA 期：对经过常规 X 线检查、CT 等检查证实有可能切除的患者，首选剖胸探查，力争行规范性根治术。彻底切除有困难时，应尽可能切除肿瘤，并标记银夹，残留病灶术后行放化疗。无手术指征的患者，应行根治性放疗、辅助化疗。肺上沟瘤先行术前放疗。

ⅢB 期：以放疗、化疗为主。

Ⅳ期：主要使用全身化疗，辅以免疫治疗、中药治疗及其他对症治疗。

2. SCLC

以强调全身化疗，辅以手术和（或）放疗为治疗原则。

（1）局限期：①凡病变为周围型、分期为 $T_{1\sim2}N_{0\sim1}M_0$ 患者可先化疗 2 个周期，再行根治性手术，然后再采用联合化疗方案治疗 4~6 个周期。②化疗和放疗交替使用，手术作为处理放化疗后残留病灶的手段。

（2）广泛期：以化疗为主，对化疗效果较佳者，可做局部残留肿瘤的补充放疗。

（3）没有必要做预防性脑放疗。

（二）中医治疗

1. 辨证论治

（1）气滞血瘀证

治则：行气活血，理肺止咳。

方药：桃红四物汤和桑白皮汤（当归、白芍药、川芎、熟地黄、桃仁、红花、桑白皮、半夏、苏子、杏仁、浙贝母、黄芩、黄连、山栀、生姜）。

加减：胸痛明显者，可配伍香附、延胡索、郁金等理气通络、活血定痛；反复咯血、血色黯红者，可减少桃仁、红花的用量，加蒲黄、三七、藕节、仙鹤草、茜草根以祛瘀止血；瘀滞化热，暗伤气津，见口干、舌燥者，加沙参、天花粉、生地黄、玄参、知母等清热养阴生津；食少、乏力、气短者，加黄芪、党参、白术益气健脾。

（2）痰湿蕴肺证

治则：行气祛痰，健脾燥湿。

方药：瓜蒌薤白半夏汤合六君子汤（瓜蒌、薤白、白酒、法半夏、人参、炙甘草、茯苓、白术、陈皮、生姜、大枣）。

加减：胸脘胀闷、喘咳较甚者，可加用葶苈大枣泻肺汤以泻肺行水；痰郁化热，痰黄稠黏难出者，加海蛤壳、鱼腥草、金荞麦根、黄芩、栀子清化痰热；胸痛甚且瘀象明显者，加川芎、郁金、延胡索行瘀止痛；神疲、纳呆者，加党参、白术、鸡内金健运脾气。

（3）阴虚毒热证

治则：养阴清热，解毒散结。

方药：沙参麦冬汤合五味消毒饮（沙参、玉竹、麦冬、甘草、桑叶、天花粉、生扁豆、金银花、野菊花、蒲公英、紫花地丁、紫背天葵）。

加减：咯血不止者，可选加白及、白茅根、仙鹤草、茜草根、三七凉血止血；低热盗汗者，加地骨皮、白薇、五味子以阴清热敛汗；大便干结者，加全瓜蒌、火麻仁润燥通便。

（4）气阴两虚证

治则：益气养阴。

方药：滋阴益气汤（生晒参、党参、黄芪、麦冬、生地黄、五味子、柴胡、山药、陈皮、云苓、生甘草）。

加减：气虚征象明显者，加入生黄芪、太子参、白术等益气补肺健脾；咳痰不利、痰少而黏者，加贝母、瓜蒌、杏仁等利肺化痰。

2. 静脉注射中成药

（1）羟喜树碱：静注，每次 4~8 mg，用 10~20 mL 等量生理盐水稀释，每日或隔日 1 次，一疗程 60~120 mg。羟喜树碱为主与其他化疗药物配合使用，对进展期肺癌有一定疗效。用量因化疗方案的不同而异，主要不良反应有：①胃肠道反应有恶心、呕吐。②骨髓抑制，主要使白细胞下降。③少数患者有脱发、心电图改变及泌尿道刺激症状。

（2）蟾酥注射液：缓慢静滴，每次 10~20 mL，每日 1 次，1~30 天用 500 mL 5%葡萄糖注射液稀释后缓慢滴注，联合其他化疗药物使用对进展期肺癌有一定疗效。对化疗药物能起到增强疗效的作用。主要副作用有白细胞下降、恶心呕吐等。

（3）康莱特注射液：缓慢静滴，20 g（200 mL），每日 1 次，1~21 天（配合化疗药物使用）。有一定的抗肿瘤作用，能提高化疗药物的疗效并减轻其不良反应，能提高机体免疫力并改善患者的生活质量。适用于各期肺癌。

（4）榄香烯注射液：静滴，400 mL，每日 1 次，1~10 天（配合化疗药物使用）。有一定的抗肿瘤作用，有提高化疗药物疗效及减轻不良反应作用，能提高机体免疫力并改善患者的生活质量。适用于各期肺癌。

（5）复方苦参注射液：成分为苦参、土茯苓。静脉滴注，12~20 mL 加入 200 mL 0.9%生理盐水中，每日 1 次；或 8~10 mL 加入 100 mL 生理盐水中滴入，每日 2 次，一疗程用药总量为 200 mL。该药物可清热利湿、凉血解毒、散结止痛。用于癌性疼痛及出血，有一定的抗肿瘤作用，对轻、中度癌痛有一定疗效。适用于各期肺癌。

（6）鸦胆子油乳注射液：静滴，3 g 加入 250 mL 0.9%生理盐水中，每日 1 次，30 天为一疗程。细胞周期非特异性抗癌药，可抑制肿瘤细胞生长，提高机体免疫力，尤其适用于肺癌脑转移者。有导致肝功能损害的临床报道。

（7）参芪注射液：静滴，20~60 mL 加入 250 mL 5%葡萄糖注射液中，每日 1 次，5 周为一疗程。有益气健脾、减少化疗药物的消化道反应、骨髓抑制等作用，并能适当提高化疗药物的疗效。适用于脾肺虚寒、气血双亏型肺癌。

（8）香菇多糖注射液：静滴，1 mg 加入 250~500 mL 0.9%生理盐水或 5%葡萄糖注射液中，每周 2 次，8 周为一疗程。能提高肿瘤患者机体免疫力，改善患者生活质量，对放化疗有减毒增效的作用。适用于各期肺癌。

（9）人参多糖注射液（百扶欣）：静滴，12~24 mg 加入 250~500 mL 0.9%生理盐水或 5%葡萄糖注射液中，每分钟 40~60 滴，每日 1 次，1~30 天（可配合化疗药物使用）。可提高化疗药物疗效并减轻其不良反应，能提高机体免疫力。适用于各期肺癌。

（10）康艾注射液：成分为黄芪、人参、苦参素。静脉滴注，40~60 mL，用 250~500 mL 5%葡萄糖注射液或 0.9%生理盐水稀释后使用，每日 1~2 次，30 天为一疗程。该药物可益气扶正，增强机体免疫功能。

3. 口服中成药

（1）平消胶囊：口服每次 1.68 g，每日 3 次，3 个月为一疗程。该药物可清热解毒，化瘀散结，抗肿瘤。适用于各期肺癌。

（2）安替可胶囊：软坚散结，解毒定痛，养血活血。可单独应用或与放疗合用，以增强放疗效果。口服，每次 0.44 g，每日 3 次，饭后服用，6 周为一疗程，或遵医嘱。少数患者使用后可出现恶心、血象降低。过量、连续久服可致心慌。

（3）扶正消瘤汤颗粒剂：温开水冲服，每日 1 剂，分 2~3 次冲服。适用于各期肺癌。

（4）槐耳颗粒：口服，每次 20 g，每日 3 次。1 个月为一疗程，或遵医嘱。适用于各期肺癌。

（5）清肺散结丸：每次 3 g，每日 2 次。该药物可清肺散结，活血化瘀，解毒化痰。适用于中晚期肺癌。

（6）金复康口服液：每次 3 支，每日 3 次，口服，30 天为一疗程，具有解毒抗癌，扶正消积之功。适用中晚期肺癌。

（7）参蟾消解胶囊：每次 3 粒，每日 3 次，口服，30 天为一疗程，具有解毒抗癌，扶正消积之功。适用中晚期肺癌。

（8）复方万年青胶囊：每次 3 粒，每日 3 次，口服，30 天为一疗程，具有解毒抗癌，扶正消积之功。适用中晚期肺癌。

（9）复方斑蝥胶囊：每盒 0.25 g×36 粒，每次 2 粒，每日 3 次，口服，30 天为一疗程。

（10）西黄丸：每次 3~5 g，每日 2 次。该药物可清热解毒、消肿散结，适用于肺癌。

（11）鹤蟾片：每次 6 片（每片 0.4 g），每日 3 次，可连续服用数月至 1 年，有解毒除痰、消癥散结之功。适用于中晚期肺癌。

（12）无为消癌平片：口服，每次 8~10 片，每日 3 次。抗癌、消炎。用于治疗肺癌，也可配合放疗、化疗及手术后治疗。

（13）仙蟾片口服：每次 4 片，每日 3 次，30 天为一疗程。该药物可化瘀散结，益气止痛。

（14）益肺清化颗粒：口服，一次 20 g，每日 3 次，2 个月为一疗程。该药物可益气养阴、清热解毒、化痰止咳。适用于气阴两虚，阴虚内热型的中、晚期肺癌。

（15）至灵胶囊：口服，每次 2~3 粒，每日 2~3 次，或遵医嘱。适用于各期肺癌。

（16）贞芪扶正胶囊：适用于肺癌放化疗引起的骨髓造血功能抑制、血细胞减少。口服，每日 6 粒，每日 2 次，或遵医嘱。

（17）滋阴益气汤颗粒剂：适用于中医辨证属于气阴两虚型的肺癌患者。温开水冲服，每日 1 剂，分 2~3 次冲服。

（18）六君子丸：每次 9 g，每日 2 次。适用于痰湿蕴肺证。

（19）洋参丸：每次 1~2 丸，每日 3 次。适用于气阴两虚证。

（20）蛇胆川贝液：每次 10 mL，每日 3 次。适用于痰热壅盛证。

（21）生脉饮：每次 10 mL，每日 3 次。适用于气阴两虚证。

4. 针灸治疗

（1）针方 1：主穴，孔最（LU6）。

配穴：以肺经所循行部位和虚实补泻为主，如肺实泻尺泽（LU5），肺虚补太渊（LU9）。

方法：针尖迎着经脉循行的方向，快速强刺激，留针 30~60 分钟。

适应证：肺癌胸痛剧烈者。

（2）针方 2：穴位，足三里（ST36），合谷（LI4），内关（PC6），曲池（LI11）（均双侧）。

方法：用 26~28 号毫针，得气后以提插捻转补泻为主，配合徐疾，迎随补泻手法，留针 20~30 分钟。每周针刺 6 次，4 周为一疗程。

适应证：肺癌胸痛、发热、痰多者。

（3）针方 3：主穴，肺俞（LB13），心俞（BL15），尺泽（LU5），曲池（LI11）。

配穴：痰热者，加丰隆（ST40）；喘甚者，加天突（RN22）、定喘（$E_x$-

B$_1$）。

方法：毫针刺，用泻法，不灸，每日 1 次。

适应证：肺癌发热（实热）者。

5. 中药外治法

（1）蟾乌巴布膏：活血化瘀，消肿止痛，用于肺癌引起的疼痛。外用加温软化，贴于患处。

（2）阿魏化痞膏：化痞消积，用于气滞血凝，癥瘕痞块，脘腹疼痛，胸胁胀满。外用，加温软化，贴于脐上或患处。

（3）博生癌宁：抗癌化瘤、镇痛消肿、破瘀逐水、扶正固本。外敷部位有癌肿病灶和疼痛处，肿瘤病灶前后对应贴敷。放化疗后白细胞下降、骨髓抑制者，可贴敷背部两侧的俞穴处，每次任选两个俞穴。

6. 抗癌中草药

在肺癌的长期临床研究过程中，已筛选出一些较常用的抗肺癌的中草药，如清热解毒类的白花蛇舌、半边莲、半枝莲、拳参、龙葵、蛇莓、马鞭草、凤尾草、重楼、山豆根、蒲公英、野菊花、金荞麦、蝉蜕、黄芩、苦参、马勃、射干等；化痰散结类的瓜蒌、贝母、南星、半夏、杏仁、百部、马兜铃、海蛤壳、牡蛎、海藻等；活血化瘀类的桃仁、大黄、穿山甲、三棱、莪术、威灵仙、紫草、延胡索、郁金、三七、虎杖、丹参等；攻逐水饮类的猪苓、泽泻、防己、大戟、芫花等。上述这些药物，具有一定的抗肺癌作用，可在辨证论治的基础上，结合肺癌的具体情况，酌情选用。

（三）西医治疗

1. 外科手术治疗

手术治疗的目的，是彻底切除肺原发肿瘤和局部的转移淋巴结，并尽可能地保留健康的肺组织。但在下列情况下禁忌手术治疗：①锁骨上淋巴结转移、腋下淋巴结转移。②远处转移，如脑、骨、肝等器官转移。③广泛肺门、纵隔淋巴结转移。④胸膜转移，癌肿侵入胸壁和肋骨，虽然可以与病肺一并切除，但疗效不佳，肺切除术应慎重考虑。⑤心、肺、肝、肾功能不全，全身情况差的患者，以手术治疗为主，同时行术前或术后放化疗，其治愈率（五年生存率）约为 25%。

（1）NSCLC 患者Ⅰ、Ⅱ期：只要无剖胸探查禁忌证，都建议患者接受手术治疗，手术以根治为目的。术后除ⅠA 期外进行辅助化疗，有残留者术后放疗。拒绝手术或有手术禁忌证者，应予根治性放疗。

（2）NSCLC 患者ⅢA 期：对经过常规 X 线检查、CT 等检查证实有可能切除的患者，首选剖胸探查，力争行规范性根治术。彻底切除有困难时，应尽可能切除肿瘤，并标记银夹，残留病灶行术后放化疗。无手术指征的患者，应行根治性放疗、辅助化疗。肺上沟瘤先行术前放疗。

（3）NSCLC 患者ⅢB 期：以放疗、化疗为主。

（4）NSCLC 患者Ⅳ期：主要使用全身化疗，辅以免疫治疗、中药治疗及其他对症治疗。

（5）SCLC：以强调全身化疗，辅以手术和（或）放疗为治疗总则。

2. 化疗

（1）SCLC：①CHO［环磷酰胺（CTX）、吡柔比星（THP-ADM）、长春新碱（VCR）］。②EP［（依托泊苷（VP-16）、顺铂（DDP）］。③VIP［VP-16、异环磷酰胺（IFO）、DDP］。

（2）NSCLC：①CHP（CTX、THP-ADM、DDP）。②MVP［（丝裂霉素-C（MMC）、长春地辛（VDS）、DDP］。③NP［长春瑞滨（NVB）、DDP］。④TP［紫杉醇（Taxol）、DDP］。

（3）根治术后辅助化疗：早期肺癌根治术后原则上不化疗，但病理类型恶性程度高、病变面积大于 5 cm、有淋巴结转移、青年患者，可采用联合化疗。

（4）晚期肺癌姑息性化疗：未有手术、非根治术或术后复发的晚期患者均应采用以联合化疗为主的综合治疗。推荐常用化疗方案：①FAM 案（MMC、ADM、5-FU）。②EAP 方案（VP-16、ADM、DDP）。③MLF 方案［MMC、亚叶酸钙（CF）、5-FU］。

3. 放疗

放疗是局部消除肺癌病灶的一种手段。在各型肺癌中，SCLC 对放疗敏感性较高，鳞癌次之，腺癌和细支气管肺癌最低。单独应用放疗，3 年生存率约为 10%。放疗可引起倦乏、食欲减退、低热、骨髓造血功能抑制、放射性肺炎等反应和并发症，因此在治疗时应特别慎重。已证实，放疗对控制骨痛、上腔静脉综合征、脊髓压迫、脑转移、咯血和支气管阻塞有好处。采用术后放疗有时对Ⅰ期和Ⅱ期肺癌并无益处。放疗有时也用于因心肺功能不足或其他严重疾病不能行胸廓切开术者。放疗后 3 个月，应严密观察患者有无放射性肺炎的 X 线及临床症状（包括咳嗽、呼吸困难和发热），可用泼尼松每日 60 mg 口服控制持续 1 个月，以后逐渐减量用以控制放射性肺炎。预防性头颅放疗对于 SCLC 治疗完全缓解者可不使用。该方法可减少脑转移，但尚未有临床显示该方法可延长患者总生存期。支气管内病灶阻塞了大支气管时，近距离放疗可缓解症状。

### 4. 生物治疗

生物治疗是针对 NSCLC 患者研究的一个活跃领域，目前临床属于辅助治疗手段。吉非替尼（易瑞沙）是一种口服的 EGFR 酪氨酸激酶抑制剂，用于 NSCLC。它赛瓦、埃罗替尼可用于治疗晚期 NSCLC。

### （四）疗效标准

#### 1. WHO 实体瘤疗效判定标准

（1）临床治愈：肺癌经治疗后，原发肿瘤及转移病灶均消失，且连续随访 5 年，用现有的临床检查手段（X 线、肺镜、B 超等）未能发现肿瘤有任何局部复发或远处转移现象。

（2）近期治愈：肺癌患者经手术根治切除，或用其他治疗手段治疗后，检查原发病灶已消失，也未能用现有的临床检查手段发现有转移病灶者。

（3）好转或有效：肺癌经姑息性切除或用化疗等其他治疗方法治疗后，不但临床症状有改善，而且原发病灶或转移病变有好转且持续 2 个月以上者。

#### 2. 生活质量评价标准

手术和放化疗治疗后的疗效评价以生存质量改善为标准，采用美国肺癌生存质量表（FACT-L 4.0 版）。该表为自评式生存质量表，共 37 个项目，包括 5 个功能量表：生理状况、社会(家庭)状况、情感状况、功能状况、附加的关注情况。

评价方法：于治疗前和各个观察周期分别将上述 5 个评价项目的各分值相加，得出各个项目的总得分。疗效百分比＝（治疗前总得分-治疗后总得分）÷治疗前总得分×100%。

显效：积分减少≥75%。

有效：50%≤积分减少<75%。

稳定：25%≤积分减少<50%。

无效：积分减少<25%。

# 食 管 癌

## 一、概述

食管癌又称为食道癌，是一种生长在食管上皮组织的恶性肿瘤，它是指下咽部到食管胃结合部之间食管上皮来源的癌，由食管黏膜正常上皮细胞受机体内外各种因素的刺激而逐渐形成。食管癌是我国常见的十大恶性肿瘤之一，进行性吞咽困难为其最典型的临床症状。早在 2000 年前，我国已经有食管癌记载，属于中医学"噎膈"的范畴。

食管癌是世界常见的恶性肿瘤之一，男性发病率多于女性，其发病有地域和组织学类型上的差异，它在一些地区几乎达到了流行病的比例。中国、日本、伊朗及哈萨克斯坦等亚洲国家主要以食管鳞状细胞癌为主，这可能与当地人群的饮食、环境及遗传有关；而西方欧美等国家多为食管腺癌，这可能与欧美人群中胃食管的反流性疾病、Barrett 食管相关。中国是世界上食管癌的高发区，其死亡率居世界第一。食管癌的发病率有明显的地区差异，发病年龄以高龄为主，35 岁以前发病率较低。食管癌是典型的生活方式癌，发病与饮食习惯、营养状况、微量元素和癌前病变等多方面因素有关。

## 二、西医病因及病理机制

### （一）病因

食管癌的确切病因不明，环境和某些致癌物质是重要的致病因素。食管癌发生因素众多，其发生是一个渐进的过程，在癌变的过程中必有一种主要因素和若干次要因素，这些因素在癌变过程中又起着协同促癌作用。

食管癌的发病相关因素，主要与以下 6 点有关。

1. 亚硝胺类

亚硝胺类化合物是一种很强的致癌物质。研究表明，食管癌的高发区林县，居民喜食用酸菜，他们的胃液、尿液中存在有诱发食管癌的甲基苄基亚硝胺、亚硝基吡咯烷、亚硝基胍啶，其食用酸菜量和食管癌的发病率成正比。真菌与亚硝胺有协同促癌作用，在食管原位癌旁增生上皮内可分离出白色念珠球菌的纯株，故食管真菌病可能是食管癌的癌前病变之一。

2. 食管黏膜的损伤

长期喜进烫食、粗食，饮浓茶，多食辣椒等刺激性食物可引起食管黏膜损伤及食管黏膜增生间变，这也可能是致癌因素之一。吸烟、饮烈性酒与食管癌发病有一定关系。酒精有促癌作用，并可作为致癌物质的溶剂，高浓度酒可直接破坏食管黏膜，为致癌物质创造条件，大量饮酒者比基本不饮酒者发病率高出 50 倍。烟雾和焦油中含有多种致癌物，在流行病调查中，吸烟与食管癌呈正相关，吸烟量多者比基本不吸烟者发病率要高出 7 倍。各种长期不愈的食管炎可能是食管癌的癌前病变。

3. 局部因素

食管的三个生理缩窄部，特别是第二、第三处狭窄为食管癌的多发部位。其他，如疤痕、挛缩和憩室等部位，也容易发生食管癌。这些部位受到的刺激和损伤也较大，致癌物在此停留时间更长，久而久之这些部位的组织易发生癌变。

4. 霉菌致癌因素

研究表明，霉变食品可以诱发小鼠食管和胃的癌前病变或诱发鳞状上皮癌。这类霉菌与亚硝胺促癌有协同作用。

5. 微量元素

无论国内外，食管癌高发区都在贫困不发达、自然条件差、水资源少、物产不丰的地区。饮食中缺乏维生素、蛋白质、必需脂肪酸，以及氟、硼、镁等均与食管癌的发生间接相关。

6. 遗传因素

食管癌具有显著的家族聚集现象，在我国高发区有阳性家族史的占 25%~50%。其中父亲最高，母亲次之，旁系最低。流行病学调查发现，高发区居民迁至低发地区后，其发病率与死亡率仍然保持较高水平。

（二）病理机制

1. 病理分型

（1）早期食管癌的病理形态分型：早期食管癌按其形态可分为隐伏型、糜烂型、斑块型和乳头型。

（2）中、晚期食管癌的病理形态分型：可分为髓质型、蕈伞型、溃疡型、缩窄型、腔内型和未定型。其中髓质型恶性程度最高。少数中、晚期食管癌不能归入上述各型者，称为未定型。

2. 组织学分型

（1）鳞状细胞癌：最多见。

（2）腺癌：较少见，又可分为单纯腺癌、腺鳞癌、黏液表皮样癌和腺样囊性癌。

（3）未分化癌：较少见，但恶性程度高。食管上、中段癌肿绝大多数为鳞状细胞癌，食管下段癌肿则多为腺癌。

### 三、中医病因及病理机制

中医对食管癌的认识源远流长，自《黄帝内经》首次记载本病之后，历代医家便从不同角度对本病的病因、认识和治法做了深入的探索和补充，逐渐形成了一套较为完整的辨证体系。综合历代医家的认识，都认为本病的发生多因忧思郁怒，情志不遂，七情郁结；或嗜酒无度，恣食辛香燥热等物，损伤脾胃，造成气滞食凝，积聚成块；或高年衰老，正气志虚，正不胜邪，瘤邪乘虚侵入而成。

中医认为，饮食嗜欲等因素与本病的发病有一定关系。如朱丹溪所言："夫气之为病或饮食不谨，内伤七情或食味过厚，偏助阳气，积成膈热。"李梴曰："因饮食淫欲或因杂病误服辛香燥药。"张景岳曰："或因酒色过度损伤而成。"正如《景岳全书·噎膈》所言："噎膈一证，必以忧愁思虑，积劳积郁，或酒色过度，损伤而成。"这些说明，噎膈的形成可能由于过食厚味或辛燥酒热之品所引起。另外，在精神因素方面，认为忧愁、思虑郁结与诱发本病有一定的关系。《黄帝内经·素问》曰："膈塞闭绝，上下不通，则暴忧之病也。"《诸病源候论》曰："此由忧恚所致。忧恚则气结，气结则不宣流，使噎。"《明医指掌》曰："噎病多起于忧郁，忧郁则气结于胸臆而生痰，久则痰结成块，胶于上焦，道路窄狭，不能宽畅，饮则可入，食则难入而病已成矣。"他们认为，噎膈之病与情志抑郁等精神因素有着一定的关系。此外，医家还认为噎膈症的发生与年龄、体质也有关系。如张景岳所说："少年少见此症，而惟中衰耗伤者有之。"赵献可有言："惟男子午高者有之，少无噎膈。"这些看法与现代医学的认识非常接近。现代医学认为，以上几种因素都可能与食管癌的形成有直接或间接的关系，但食管癌发生的具体病因，仍有待于做进一步的研究。

## 四、诊断

（一）病史采集

食管癌早期症状包括咽部紧缩感、食管内异物感、食物通过食管缓慢且滞留加重、胸骨后持续隐痛并吐黏液样痰等。这些情况均高度可疑为食管癌，应做进一步检查确诊。

（二）物理检查

早期病例，在体格检查上无特殊发现。在中、晚期病例中，常有不同程度的消瘦、贫血、失水或恶病质等体征。当癌肿转移时，可触及肿大而坚硬的浅表淋巴结，或肿大而有结节的肝脏，还可出现黄疸、腹水等。其他少见的体征还有皮肤、腹白线处结节及腹股沟淋巴结肿大。

（三）诊断要点

1. 实验室检查

例如，肿瘤相关基因产物及肿瘤标志物的联合检测在食管癌的早期诊断中均具有不同程度的价值，但其敏感性及特异性不高，故肿瘤相关基因产物及肿瘤标志物还有待于进一步研究。

2. 食管钡餐

X线片可见食管狭窄，壁管不光滑，黏膜破坏。

3. CT

主要了解肿瘤外侵（纵壁）程度，确定纵壁是否有转移病变。

4. 纤维胃镜或者食管镜检查

可见到食管内黏膜破坏、溃疡、有菜花状新生物，并可在病变部位做活检或镜刷检查。目前，纤维胃镜或食管镜检查已经广泛用于食管癌的诊断。

5. 细胞学检查

食管脱落细胞学检查是诊断食管癌并确定其组织分类和分化程度的重要方法，阳性率可达90%以上。

6. 组织学检查

可明确病理类型及组织学诊断。

（四）临床分期

目前食管癌的分期采用 UICC/AJCC 发布的 2017 年第 8 版食管癌国际分期。

1. TNM 分期

（1）原发肿瘤（T）

$T_x$：原发肿瘤不能评估。

$T_0$：没有原发肿瘤的证据。

Tis：重度不典型增生。

$T_1$：肿瘤侵及黏膜固有层、黏膜肌层或黏膜下层。

$T_{1a}$：肿瘤侵及黏膜固有层、黏膜肌层。

$T_{1b}$：肿瘤侵及黏膜下层。

$T_2$：肿瘤侵及肌层。

$T_3$：肿瘤侵及食管纤维膜。

$T_4$：肿瘤侵及邻近结构。

$T_{4a}$：肿瘤侵及胸膜、心包、奇静脉、膈肌或腹膜。

$T_{4b}$：肿瘤侵及其他邻近结构，如主动脉、椎体或气管。

（2）区域淋巴结（N）

$N_x$：区域淋巴结不能评估。

$N_0$：无区域淋巴结转移。

$N_1$：1~2 枚区域淋巴结转移。

$N_2$：3~6 枚区域淋巴结转移。

$N_3$：7 枚以上区域淋巴结转移。

其中区域淋巴结定位为伴行食管的周围淋巴结，包括 1、2、4、7、8、9、15、16、17、18、20，及颈部 VI、VII 组淋巴结（表 7）。

表 7　食管癌区域淋巴结分组

| 分区 | 位置 |
| --- | --- |
| 1R | 右侧下颈段气管旁淋巴结区，位于锁骨上气管旁区域与肺尖之间 |
| 1L | 左侧下颈段气管旁淋巴结区，位于锁骨上气管旁区域与肺尖之间 |
| 2R | 右上气管旁淋巴结区，位于头臂干下缘和气管的交点与肺尖之间 |
| 2L | 左上气管旁淋巴结区，位于主动脉弓顶与肺尖之间 |
| 4R | 右下气管旁淋巴结区，位于头臂干下缘和气管交点与奇静脉的上缘之间 |
| 4L | 左下气管旁淋巴结区，位于主动脉弓顶与隆突之间 |
| 7 | 隆突下淋巴结区，气管隆突下方 |
| 8U | 上胸段食管旁淋巴结区，自肺尖至气管分叉 |

（续表）

| 分区 | 位置 |
|------|------|
| 8M | 中胸段食管旁淋巴结区，自气管分叉至下肺静脉下缘 |
| 8Lo | 下胸段食管旁淋巴结区，自下肺静脉下缘至食管胃交界部 |
| 9R | 右下肺韧带淋巴结区，位于右下肺韧带内 |
| 9L | 左下肺韧带淋巴结区，位于下肺韧带内 |
| 15 | 膈肌淋巴结区，位于膈穹窿顶部及膈脚邻近或膈脚后方 |
| 16 | 贲门旁淋巴结区，紧邻胃食管交界区 |
| 17 | 胃左淋巴结区，沿胃左动脉走行分布 |
| 18 | 肝总动脉淋巴结区，位于近端肝总动脉周围 |
| 19 | 脾动脉淋巴结区，位于近端脾动脉周围 |
| 20 | 腹腔干淋巴结区，位于腹腔干根部周围 |
| VI | 气管前、气管旁、喉前、甲状腺周围淋巴结，从舌骨至胸骨切迹上，位于颈总动脉内 |
| VII | 气管前、气管旁、食管沟淋巴结，胸骨切迹至无名静脉下端 |

注：颈段食管旁VI、VII区淋巴结根据头颈部淋巴结命名法命名。

（3）远处转移（M）

$M_x$：远处转移不能评估。

$M_0$：无远处转移。

$M_1$：有远处转移。

（4）病理级别（G）

$G_x$：病理级别不能评估。

$G_1$：高分化。

$G_2$：中分化。

$G_3$：低分化及未分化。

（5）肿瘤位置（L）

X：位置未知。

上：颈段及胸上段。

中：胸中段。

下：胸下段。

2. 食管鳞癌的临床分期和病理分期（表 8、表 9）

### 表 8  食管鳞癌的临床分期

| 分期 | T | N | M |
| --- | --- | --- | --- |
| 0 | Tis | $N_0$ | $M_0$ |
| I | $T_1$ | $N_{0\sim1}$ | $M_0$ |
| II | $T_2$ | $N_{0\sim1}$ | $M_0$ |
|  | $T_3$ | $N_0$ | $M_0$ |
| III | $T_3$ | $N_1$ | $M_0$ |
|  | $T_{1\sim3}$ | $N_2$ | $M_0$ |
| IVA | $T_4$ | $N_{0\sim2}$ | $M_0$ |
|  | 任何 T | $N_3$ | $M_0$ |
| IVB | 任何 T | 任何 N | $M_1$ |

### 表 9  食管鳞癌的病理分期

| 分期 | T | N | M | G | L |
| --- | --- | --- | --- | --- | --- |
| 0 | Tis | $N_0$ | $M_0$ |  | 任何 L |
| I A | $T_{1a}$ | $N_0$ | $M_0$ | $G_1$ | 任何 L |
|  | $T_{1a}$ | $N_0$ | $M_0$ | $G_x$ | 任何 L |
| I B | $T_{1a}$ | $N_0$ | $M_0$ | $G_{2\sim3}$ | 任何 L |
|  | $T_{1b}$ | $N_0$ | $M_0$ | $G_{1\sim3}$ | 任何 L |
|  | $T_{1b}$ | $N_0$ | $M_0$ | $G_x$ | 任何 L |
|  | $T_2$ | $N_0$ | $M_0$ | $G_1$ | 任何 L |
| II A | $T_2$ | $N_0$ | $M_0$ | $G_{2\sim3}$ | 任何 L |
|  | $T_2$ | $N_0$ | $M_0$ | $G_x$ | 任何 L |
|  | $T_3$ | $N_0$ | $M_0$ | 任何 G | L 下段 |
|  | $T_3$ | $N_0$ | $M_0$ | $G_1$ | L 上中段 |
| II B | $T_3$ | $N_0$ | $M_0$ | $G_{2\sim3}$ | L 上中段 |
|  | $T_3$ | $N_0$ | $M_0$ | $G_x$ | 任何 L |
|  | $T_3$ | $N_0$ | $M_0$ | $G_x$ | $L_x$ |
|  | $T_1$ | $N_1$ | $M_0$ | 任何 G | 任何 L |

（续表）

| 分期 | T | N | M | G | L |
|------|---|---|---|---|---|
| ⅢA | $T_1$ | $N_2$ | $M_0$ | 任何 G | 任何 L |
|  | $T_2$ | $N_1$ | $M_0$ | 任何 G | 任何 L |
| ⅢB | $T_2$ | $N_2$ | $M_0$ | 任何 G | 任何 L |
|  | $T_3$ | $N_{1\sim2}$ | $M_0$ | 任何 G | 任何 L |
|  | $T_{4a}$ | $N_{0\sim1}$ | $M_0$ | 任何 G | 任何 L |
| ⅣA | $T_{4a}$ | $N_2$ | $M_0$ | 任何 G | 任何 L |
|  | $T_{4b}$ | $N_2$ | $M_0$ | 任何 G | 任何 L |
|  | 任何 T | $N_3$ | $M_0$ | 任何 G | 任何 L |
| ⅣB | 任何 T | 任何 N | $M_1$ | 任何 G | 任何 L |

3. 食管腺癌的临床分期和病理分期（表 10、表 11）

表 10　食管腺癌的临床分期

| 分期 | T | N | M |
|------|---|---|---|
| 0 | Tis | $N_0$ | $M_0$ |
| Ⅰ | $T_1$ | $N_0$ | $M_0$ |
| ⅡA | $T_1$ | $N_1$ | $M_0$ |
| ⅡB | $T_1$ | $N_0$ | $M_0$ |
| Ⅱ | $T_2$ | $N_1$ | $M_0$ |
|  | $T_3$ | $N_{0\sim1}$ | $M_0$ |
| ⅣA | $T_{1\sim4a}$ | $N_2$ | $M_0$ |
|  | $T_{4b}$ | $N_{0\sim2}$ | $M_0$ |
|  | 任何 T | $N_3$ | $M_0$ |
| ⅣB | 任何 T | 任何 N | $M_1$ |

表 11　食管腺癌的病理分期

| 分期 | T | N | M | G |
|------|---|---|---|---|
| 0 | Tis | $N_0$ | $M_0$ |  |
| ⅠA | $T_{1a}$ | $N_0$ | $M_0$ | $G_1$ |

（续表）

| 分期 | T | N | M | G |
|---|---|---|---|---|
| | $T_{1a}$ | $N_0$ | $M_0$ | $G_x$ |
| ⅠB | $T_{1a}$ | $N_0$ | $M_0$ | $G_2$ |
| | $T_{1b}$ | $N_0$ | $M_0$ | $G_{1\sim2}$ |
| | $T_{1b}$ | $N_0$ | $M_0$ | $G_x$ |
| ⅠC | $T_1$ | $N_0$ | $M_0$ | $G_3$ |
| | $T_2$ | $N_0$ | $M_0$ | $G_{1\sim2}$ |
| ⅡA | $T_2$ | $N_0$ | $M_0$ | $G_3$ |
| | $T_2$ | $N_0$ | $M_0$ | $G_x$ |
| ⅡB | $T_1$ | $N_1$ | $M_0$ | 任何 G |
| | $T_3$ | $N_0$ | $M_0$ | 任何 G |
| ⅢA | $T_1$ | $N_2$ | $M_0$ | 任何 G |
| | $T_2$ | $N_1$ | $M_0$ | 任何 G |
| ⅢB | $T_2$ | $N_2$ | $M_0$ | 任何 G |
| | $T_3$ | $N_{1\sim2}$ | $M_0$ | 任何 G |
| | $T_{4a}$ | $N_{0\sim1}$ | $M_0$ | 任何 G |
| ⅣA | $T_{4a}$ | $N_2$ | $M_0$ | 任何 G |
| | $T_{4b}$ | $N_{0\sim2}$ | $M_0$ | 任何 G |
| | 任何 T | $N_3$ | $M_0$ | 任何 G |
| ⅣB | 任何 T | 任何 N | $M_1$ | 任何 G |

4. 食管癌的新辅助治疗后病理分期（表 12）

表 12　食管癌的新辅助治疗后病理分期

| 分期 | T | N | M |
|---|---|---|---|
| Ⅰ | $T_{0\sim2}$ | $N_0$ | $M_0$ |
| Ⅱ | $T_3$ | $N_0$ | $M_0$ |
| ⅢA | $T_{0\sim2}$ | $N_1$ | $M_0$ |
| ⅢB | $T_3$ | $N_1$ | $M_0$ |
| | $T_{0\sim3}$ | $N_2$ | $M_0$ |

（续表）

| 分期 | T | N | M |
|------|-----|-----|-----|
| | $T_{4a}$ | $N_0$ | $M_0$ |
| IVA | $T_{4a}$ | $N_{1\sim2}$ | $M_0$ |
| | $T_{4a}$ | $N_x$ | $M_0$ |
| | $T_{4b}$ | $N_{0\sim2}$ | $M_0$ |
| | 任何 T | $N_3$ | $M_0$ |
| IVB | 任何 T | 任何 N | $M_1$ |

（五）中医证型

1. 痰气互阻证

证候：进食不畅，吞咽梗阻。有时还可伴有嗳气不舒，胸膈痞闷，以及隐痛、口干等症状，情志舒畅可减轻，精神抑郁则加重。舌淡质红，苔薄腻，脉弦滑或沉细滑。

2. 血瘀痰滞证

证候：吞咽困难，胸背疼痛，肌肤枯燥，严重时甚至难以饮水，食入即吐，且吐物如豆汁，可伴有大便燥结、小便黄赤、形体消瘦等症状。舌质黯红少津，舌质红有紫点、紫斑，脉细涩。

3. 阴虚内热证

证候：进食哽咽不下，咽喉痛，汤水可下，食物难进，或食后复出，夹有黏液，胸背灼痛，形体消瘦，肌肤枯燥，潮热盗汗，五心烦热，且伴有大便秘结。舌质红有紫点、紫斑，脉细涩。

4. 气虚阳微证

证候：饮食不下，泛吐清水或泡沫，形体消瘦，乏力短气，面色苍白，常伴有形寒肢冷、面足水肿。舌淡苔白，脉虚细无力。

5. 气阴两虚证

证候：吞咽梗涩而痛，汤水可下，食物难进，或食后复出，乏力，气短，自汗与盗汗并见，纳少神疲，颧红，午后潮热。舌淡红、苔薄白或少，脉弱而数。

## 五、鉴别诊断

（一）西医鉴别诊断

食管癌无吞咽困难症状时，应与食管炎、食管憩室和食管静脉曲张相鉴别；已有吞咽困难症状时，应与食管良性肿瘤、贲门失弛症和食管良性狭窄等相鉴别。鉴别诊断方法主要依靠吞钡 X 线食管摄片和纤维食管镜检查。

1. 食管良性狭窄

主要症状为咽部不适，吞咽困难，食管化学性烧伤或反流性食管炎引起的瘢痕狭窄。前者以儿童及年轻人较多，一般有误服强酸或强碱的历史；后者病变一般位于食管下段，常伴有食管裂孔疝或先天性短食管。主要靠食管镜及活检鉴别。

2. 贲门痉挛

患者多见于年轻女性，主要症状为吞咽困难，病程长，间歇性发作，患者平均年龄较小，食管造影有典型的改变。

3. 食管憩室

食管中段的憩室常有吞咽障碍、胸骨后疼痛等症状，而吞咽困难较少。食管憩室有发生癌变的机会，因此在诊断食管憩室的时候应避免漏诊。

4. 食管结核

临床较少见，可有吞咽困难，影像学表现为食管黏膜破坏，鉴别主要靠食管镜及活检。

5. 食管其他肿瘤

以平滑肌瘤常见，一般症状较轻，X 线检查表现为"涂抹征"，进一步鉴别主要依靠食管镜检查。食管其他恶性肿瘤如食管肉瘤，临床表现不易与食管癌鉴别，依靠 X 线检查和食管镜检查可鉴别诊断。

6. 癔球症

多见于青年女性，时有咽部球样异物感，进食时消失，常由精神因素诱发。本病实际上并无器质性食管病变，亦不难与食管癌区分鉴别。

7. 其他

如功能性吞咽困难，重症肌无力，食管功能性痉挛以及食管外压迫，均应根据患者病史、症状、体征以及 X 线检查和食管镜检查来鉴别。

（二）中医鉴别诊断

1. 梅核气

梅核气属于郁病中的一种证型，主要表现为自觉咽中如有物梗塞，吐之不出，咽之不下，噎膈有时也伴有咽中梗塞不舒的症状，故两者应进行鉴别。梅核气虽有咽中梗塞感，但此感觉多出现在情志不舒或注意力集中于咽部时，进食顺利而无梗塞感，多发于年轻女性。噎膈的梗塞部位在食管，梗塞出现在进食过程中，多呈进行性加重，甚则饮食不下或食入即吐，多发于老年男性。

2. 反胃

两者均有食入复出的症状，因此需要鉴别。反胃为胃之下口障碍，幽门不放，食停胃中，多系阳虚有寒，症状特点是饮食能顺利下口入胃，食停胃中，经久复出，朝食暮吐，暮食朝吐，宿谷不化，食后或吐前胃脘胀满，吐后转舒，吐出物量较多，常伴胃脘疼痛；噎膈为食管、贲门狭窄，贲门不纳，症状特点是饮食咽下过程中梗塞不顺，初起并无呕吐，后期格拒时出现呕吐，系饮食不下或食入即吐，呕吐与进食时间关系密切，食停食管，并未入胃，吐出量较小，多伴胸膈疼痛。

## 六、治疗

### （一）治疗原则

食管癌的治疗方法取决于癌细胞的类型（腺癌、鳞癌或其他形态）、肿瘤分期、患者的一般情况和有无其他疾病而定。早期食管癌病变较为局限，应力求根治性切除，部分患者也可以单纯进行放疗。中期患者以手术为主，术前可行放化疗治疗，对于广泛转移或有明显外侵，并经探查不可能行根治性切除的情况下，争取姑息性切除，术后根据情况行放化疗治疗，晚期患者可以根据病情及全身情况看是否可以行减状手术。不能行手术的患者，可以行放化疗治疗。以上各期患者均可以配合以中药为主的综合治疗以巩固疗效，减轻放化疗的不良反应，防止复发及转移。

1. 0期、Ⅰ期首选手术治疗，术后配合中药治疗。

2. Ⅱ、Ⅲ期首选手术治疗，选择性术前化疗和放疗，以提高手术疗效，术后巩固性化疗或放疗治疗。

3. Ⅳ期无法手术治疗，治疗以延长患者生命、减轻患者痛苦为主。治疗时应以适当给予化疗、放疗，配合中药治疗为主。

### （二）中医治疗

1. 辨证论治

（1）痰气互阻证

治则：开郁化痰，润燥畅膈。

方药：启膈散加减（丹参、沙参、茯苓、川贝母、郁金、砂仁壳、荷叶蒂、杵头糠）。

加减：痰多者，加瓜蒌、陈皮；津伤便秘者，加增液汤及白蜜。

（2）阴虚内热证

治则：滋阴润燥，泻热散结。

方药：五汁安中饮加减（梨汁、藕汁、牛乳、生姜汁、韭汁、沙参、石斛、熟地黄、生地黄）。

加减：肠中燥结、大便不通，酌用大黄甘草汤。

（3）血瘀痰滞证

治则：滋阴养血，破结行瘀。

方药：通幽汤（生地黄、熟地黄、当归、桃仁、红花、炙甘草、升麻）。

加减：病重者，加三七、乳香、没药、丹参、赤芍、五灵脂；痰湿阻滞明显者，加海藻、昆布、浙贝母、瓜蒌；服药即吐者，加玉枢丹。

（4）气虚阳微证

治则：温补脾肾，益气回阳。

方药：补气运脾汤或右归丸（补气运脾汤：人参、黄芪、茯苓、白术、半夏、陈皮、砂仁、炙甘草、生姜、大枣；右归丸：熟地黄、山药、山茱萸、枸杞、当归、杜仲、菟丝子、附子、肉桂、鹿角胶。）

（5）气阴两虚证

治则：益气养阴。

方药：滋阴益气汤（生晒参、党参、黄芪、麦冬、生地黄、五味子、柴胡、山药、陈皮、云苓、生甘草）。

2. 静脉注射中成药

（1）羟喜树碱：静注，每次 4～8 mg，用 10～20 mL 等量生理盐水稀释，每日或隔日 1 次，60～120 mg 为一疗程。羟喜树碱为主与其他化疗药物配合使用，对进展期食管癌有一定疗效。用量因化疗方案的不同而异。

主要不良反应有：①胃肠道反应有恶心、呕吐。②骨髓抑制，主要使白细胞下降。③少数患者有脱发、心电图改变及泌尿道刺激症状。

（2）蟾酥注射液：缓慢静滴，每次 10～20 mL，每日 1 次，1～30 天用 500 mL 5% 葡萄糖注射液稀释后缓慢滴注，联合其他化疗药物使用对进展期食管癌有一定疗效，对化疗药物能起到增强疗效作用。主要不良反应有白细胞下降、恶心呕吐等。

（3）康莱特注射液：缓慢静滴，20 g（200 mL），每日 1 次，1～21 天（配合化疗药物使用）。有一定的抗肿瘤作用，可提高化疗药物疗效并减轻其不良反应，能提高机体免疫力，改善患者的生活质量。适用于各期食管癌。

（4）榄香烯注射液：静滴，400 mL，每日 1 次，1～10 天（配合化疗药物使用）。有一定的抗肿瘤作用，可提高化疗药物疗效并减轻其不良反应，能提高机体免疫力并改善患者的生活质量。适用于各期食管癌。

（5）复方苦参注射液：成分为苦参、土茯苓。静脉滴注，12～20 mL 加入 200 mL 0.9%生理盐水中，每日 1 次；或 8～10 mL 加入 100 mL 生理盐水中，每日 2 次，一疗程用药总量为 200 mL。该药物可清热利湿，凉血解毒，散结止痛。用于癌性疼痛及出血，有一定的抗肿瘤作用，对轻、中度癌痛有一定疗效。适用于各期食管癌。

（6）鸦胆子油乳注射液：静滴，3 g 加入 250 mL 0.9%生理盐水中，每日 1 次，30 天为一疗程。细胞周期非特异性抗癌药，可抑制肿瘤细胞生长，提高机体免疫力，有使癌细胞变性、破碎和坏死的作用，是目前最有效的中药抗癌制剂，适用于食管癌。有导致肝功能损害的临床报道。

（7）香菇多糖注射液：静滴，1 mg 加入 250～500 mL 0.9%生理盐水或 5%葡萄糖注射液中，每周 2 次，8 周为一疗程。能提高肿瘤患者机体免疫力，改善患者生活质量，对放化疗有减毒增效的作用。适用于各期食管癌。

（8）人参多糖注射液（百扶欣）：静滴，12～24 mg 加入 250～500 mL 0.9%生理盐水或 5%葡萄糖注射液中，每分钟 40～60 滴，每日 1 次，1～30 天（可配合化疗药物使用）。有提高化疗药物疗效并减轻其不良反应作用，能提高机体免疫力。适用于各期食管癌。

（9）康艾注射液：成分为黄芪、人参、苦参素。静脉滴注，40～60 mL，用 250～500 mL 5%葡萄糖注射液或 0.9%生理盐水稀释后使用，每日 1～2 次，30 天为一疗程。该药物可益气扶正，增强机体免疫功能。

3. 口服中成药

（1）平消胶囊：口服，每次 1.68 g，每日 3 次，3 个月为一疗程。有清热解毒，化瘀散结，抗肿瘤的功效。适用于各期食管癌。

（2）软坚口服液：口服，每日 3 次，每次 20 mL，饭后服用。化瘀软坚，解毒益气，对癌痛有一定疗效。适用于各期食管癌。

（3）扶正消瘤汤颗粒剂：温开水冲服，每日 1 剂，分 2～3 次冲服。适用于各期食管癌。

（4）槐耳颗粒：口服，每次 20 g，每日 3 次。1 个月为一疗程，或遵医嘱。适用于各期食管癌。

（5）抗癌平丸：口服，每日 3 次，每次 1 g，饭后服。清热解毒，散瘀止痛，利水消肿。适用于各期食管癌，并适用于癌性疼痛的治疗。

（6）食管平散：口服，每日 3～5 次，每次 0.3～0.5 g。可降逆止呕、涤痰解毒、软坚破瘀、缓解疼痛。

（7）冬凌草制剂冬凌草片：每次口服 4 片，每日 3 次，2~3 个月为一疗程。或冬凌草糖浆，每次口服 30 mL，每日 3 次，2~3 个月为一疗程。

（8）至灵胶囊：口服，每次 2~3 粒，每日 2~3 次，或遵医嘱。适用于各期食管癌。

（9）贞芪扶正胶囊：口服，每次 6 粒，每日 2 次，或遵医嘱。适用于食管癌放化疗引起的骨髓造血功能抑制，血细胞减少。

（10）滋阴益气汤颗粒剂：温开水冲服，每日 1 剂，分 2~3 次冲服。适用于中医辨证属于气阴两虚型的食管癌患者。

（11）芦笋胶囊：口服，每日 3 次，每次 4 粒，饭后服用。化瘀解毒，消肿散结，益气养血，扶正培本。适用于各期食管癌。

（12）珍香胶囊：口服，每日 3 次，每次 6 粒，饭后服用。清热解毒，活血化瘀，消痰散结，镇痛止血，扶正培本。适用于食管癌等中晚期癌症。

（13）古稀胶囊：每次口服 2~4 粒，每日 3 次。

4. 外用中成药

阿魏化痞膏：用阿魏化痞膏贴神阙穴及患处，可止癌痛、化包块。适用各期食管癌。

5. 针灸及其他疗法

（1）针灸疗法：取穴天鼎、天突、膻中、上脘、内关、足三里、膈俞、合谷等。

（2）拔火罐：膈俞、脾俞、胃俞等穴。

（3）推拿疗法：推拿背部俞穴可减轻胸痛，揉按合谷、足三里、涌泉穴可扶正固本，启膈降逆。

（三）西医治疗

1. 外科手术治疗

早期食管癌的治疗，可以手术为主，对于明确的不能完全根治的患者或晚期患者，尽可能避免姑息切除，可采取非手术综合治疗。手术前，应用胸腹部 CT 或全身 PET-CT 及超声内镜进行临床分期评估可治愈性，开始治疗之前所有患者应该由医生进行是否可以耐受食管癌切除术的生理指标评估。生理指标适合且食管癌可以切除（距离环咽肌>5 cm）的患者才考虑行食管癌切除术。

（1）可切除的食管癌：①$T_{1a}$ 肿瘤，定义为肿瘤累及黏膜层但未侵及黏膜下的肿瘤，在有经验的医院可考虑 EMR 或消融治疗，或行食管切除术。②黏膜下肿瘤（$T_{1b}$）或更深者可以采用食管切除术。③$T_1 \sim T_3$ 肿瘤甚至是区域淋巴结转移（$N_+$）肿瘤都是可以切除的，虽然大肿块、多处淋巴结受累是手术的相对禁忌证，但应该结合年龄和行为能力状态考虑。④$T_{4a}$ 肿瘤侵及心包、胸膜或横膈可进行手术切除。

（2）不可切除食管癌：①$T_{4b}$ 肿瘤侵及心脏、大血管、气管或包括肝脏在内的邻近器官不可切除。②虽然淋巴结受侵应该结合其他因素考虑，包括年龄和行为能力状态以及治疗反应等，但是伴有多处、大块淋巴结转移的多数患者不可切除。③伴有食管连接部和锁骨上淋巴结受累的患者不可切除。④伴有远处转移的患者（Ⅳ期）不可切除。

2. 放疗

（1）常规分割照射：常用照射剂量 60~70 Gy（6~7 周）。

（2）后程加速照射。

（3）腔内放疗：常用照射剂量外照射 50～60 Gy 加腔内照射 5~10 Gy（1~2 次）。

3. 化疗

范围小且没有转移的肿瘤可靠外科手术治疗。而侵犯性强的肿瘤则必须靠化疗、放疗或合并使用治疗。此病的预后要看病症的不同程度而定，但普遍来说都是极差的。对于 Ⅳ、$T_4$ 期不能切除的肿瘤和选择非手术治疗的患者，应给予化疗治疗。

首选两种细胞毒药联合方案是因为毒性较低，而选择细胞毒性药物三药联合方案应确定患者医学上适合并且患者的体力活动状态（PS）评分良好，并能够经常进行毒性评估。

（1）首先方案：①DCF 方案：多西他赛、DDP，联合 5-FU。②改良 DCF 方案：多西他赛、奥沙利铂，联合 5-FU。③ECF 方案：表柔吡星、DDP，联合 5-FU。④改良 ECF 方案：表柔吡星、奥沙利铂，联合 5-FU；表柔吡星、DDP，联合卡培他滨；表柔吡星、奥沙利铂，联合卡培他滨；5-FU 联合伊立替康；5-FU 联合 DDP；5-FU 联合奥沙利铂。

（2）其他方案：紫杉醇联合 DDP 或奥沙利铂，多西他赛联合 DDP，多西他赛联合伊立替康，5-FU（5-FU 或卡培他滨）、多西他赛，联合紫杉醇。

4. 生物治疗

目前还处于进一步地观察和研究阶段，有临床报道干扰素配合药物及化疗治疗晚期食管癌能提高化疗药物的疗效。

## 5. 靶向治疗

近年来，靶向药物治疗的地位得到了进一步认可，曲妥珠单克隆抗体是被推荐加入 HER-2 过表达的腺癌患者的一线治疗药物。同时，利用新分子靶点药物治疗食管癌的方法也日益受到关注。该领域的研究尚处于萌芽时期，主要集中 EGFR 这一靶点。

### （四）疗效标准

#### 1. WHO 疗效判断标准

（1）可测量病灶评定：①完全缓解（CR）：食管癌可见病灶经治疗后完全消失，并超过 1 个月。②部分缓解（PR）：肿瘤最大直径及最大垂直直径的乘积缩小达 50%，其他病变无增大，持续超过 1 个月，同时无新病灶出现。③稳定或无变化（SD）：食管癌可见病灶经治疗后缩小不超过 50% 或增大不超过 25%，持续超过 1 个月。④进展（PD）：一个或多个病灶经治疗后范围增大超过 25% 或出现新病灶。

（2）不可测量病灶评定：①完全缓解（CR）：食管癌所有可见病灶经治疗后完全消失，包括淋巴在内，无癌细胞。②部分缓解（PR）：食管癌病灶经治疗后存留单个细胞或小癌细胞群，同时无新病灶出现。③稳定或无变化（SD）：病变无明显变化，或伴纤维化，或肿瘤增大估计不足 25%，或缩小不到 50%。④进展（PD）：出现新病灶或病灶明显增大，无治疗效应，广泛残存癌。

#### 2. 远期疗效指标

（1）缓解期：自出现达到 PR 疗效之日至肿瘤复发不足 PR 标准之日为止为时间缓解期，一般以月计算，将各个缓解病例的缓解时间（月）列出，由小到大排列，取其中间数值（月）即为中位缓解期，按统计学计算出中位数。

（2）生存期：从治疗开始之日起至死亡或末次随诊之日为生存期或生存时间，一般以月或年计算，中位生存期的计算方法与上同。

（3）生存率：N 年生存率＝生存 N 年以上的病例数÷随诊 5 年以上的总病例数×100%。

#### 3. 生活质量评价标准

手术和放化疗治疗后的疗效评价以生活质量改善为标准，采用 EORTC（欧洲癌症治疗研究组织）-QLQ-C30 量表，该表为自评式生活质量表，共 30 个项目，包括 6 个功能量表：躯体功能、角色功能、认知功能、情绪功能、社会功能、总体健康状况。1 项物理症状、1 项疾病和治疗对患者造成的经济影响。它从机体功能、心理状态、社会状态和自觉状态等多个角度对患者进行评价。

评价方法：于治疗前和各个观察周期分别将上述 6 个评价项目的各分值相加，得出各个项目的总得分。疗效百分比＝（治疗前总得分–治疗后总得分）÷治疗前总得分×100%。

显效：积分减少≥75%。

有效：50%≤积分减少<75%。

稳定：25%≤积分减少<50%。

无效：积分减少<25%。

# 前 列 腺 癌

## 一、概述

前列腺癌是男性生殖系统中最常见的恶性肿瘤之一，早期前列腺癌常无症状，可在肛门指检前列腺标本中偶然发现。前列腺癌一般发展较慢，随着肿瘤的进展，直到中晚期才表现出临床症状：即局部压迫浸润症状和肿瘤转移引起的症状。近年来其发病率呈明显的上升趋势，严重地威胁着人类的健康。

古代中医学文献中并无前列腺癌病名的记载，也没有前列腺的脏腑、解剖命名，但有与前列腺癌小便淋漓、排尿困难、前列腺硬结、会阴部疼痛等症状相类似的记载。根据本病的临床表现，属中医学"淋证""癃闭"等范畴。"癃闭"首见于《灵枢》，其上曰"三焦者，足少阴太阳之所将，太阳之别也……并太阳之正，入络膀胱，约下焦，实则闭癃，虚则遗溺。"该书对癃闭的病因、病机及病位都做了较为详细的论述。《素问·气厥论》曰："胞移热于膀胱，则癃，溺血。"《杂病源流犀烛》谓："血淋者，小腹硬，茎中痛欲死""闭癃之异，究何如哉？新病为溺闭，点滴难通也，久病为溺癃，屡出而短少。"若小便淋漓涩痛应诊断为"淋证"，若小便点滴不出应诊断为"癃闭"。

## 二、西医病因及病理机制

### （一）病因

#### 1. 遗传因素

前列腺癌有明显的家族遗传现象，有前列腺癌家族史的人比没有家族史的人患病风险高。有研究显示，如果家族中有前列腺癌患者，后代患病的概率会显著增加。此外，乳腺癌或非息肉性结直肠癌等家族史也可能增加前列腺癌的患病风险。

2. 环境因素

长期生活在化工污染严重或存在慢性细菌、病毒感染的环境中，可能会增加前列腺癌的发病率。环境中的某些有害物质可能通过皮肤、呼吸道或消化道等途径进入人体，对前列腺组织造成损害，进而引发前列腺癌。

3. 饮食因素

饮食结构和生活习惯与前列腺癌的发病密切相关。大量摄入红肉、高脂肪食物以及过度饮酒等，都可能提高前列腺癌的患病风险。这些食物和饮品可能通过影响体内激素水平或促进前列腺细胞的异常增殖诱发前列腺癌。

4. 年龄因素

年龄是前列腺癌的主要危险因素之一。随着年龄的增长，前列腺癌的发病率逐渐增加。据统计，我国每年新发的前列腺癌病例中，95%以上发生在60岁以上的老年人中。

5. 性激素因素

性激素分泌水平也与前列腺癌的发病有关。性激素分泌越多的人，患前列腺癌的风险越高。睾丸发育不良的人则相对较低。

6. 其他因素

肥胖、吸烟、手术等也可能增加前列腺癌的发病率。此外，性传播疾病、种族和地域差异等也可能对前列腺癌的发病产生一定影响。

（二）病理机制

前列腺癌的病理类型多种多样，但主要以腺癌，尤其是腺泡腺癌为主，前列腺癌主要包括以下几种。

1. 前列腺腺泡腺癌

这是最常见的前列腺癌类型，占所有前列腺癌的70%~80%。它起源于前列腺的腺泡，是前列腺癌的主要组成部分。

2. 前列腺导管腺癌

即发生于前列腺导管的乳头状恶性肿瘤，也是前列腺癌的一种重要类型。

3. 前列腺尿路上皮癌

即发生于尿路上皮的恶性肿瘤，虽然相对较少见，但仍是前列腺癌的一种病理类型。

4. 前列腺肉瘤

即发生于前列腺间质部位的恶性肿瘤，非上皮性肿瘤在前列腺恶性肿瘤中仅占不到0.1%。

5. 前列腺黏液腺癌

即发生于前列腺黏液腺的恶性肿瘤，同样属于前列腺癌的病理类型之一。

此外，还有鳞状细胞癌、基底细胞癌以及神经内分泌肿瘤等较少见的病理类型。

## 三、中医病因病机

### （一）病因

#### 1. 过餐五味

古代文献提道，厚味过多、过餐五味是肿瘤病因之一。《素问·气厥论》曰："胞移热于膀胱，则癃溺血。"嗜食肥甘厚腻、烟酒辛辣，损伤脾胃，运化失司，酿生湿热，湿热下注，而致本病。现代研究认为，饮食高热量动物脂肪和维生素 A、维生素 D、吸烟、酗酒是前列腺癌发病的危险因素。

#### 2. 起居失调

起居不慎，接触有毒物质，或劳欲过度，肾气不足，调节失衡，失于运化濡养，而至血疲精败，聚于下焦发于尿道周围，导致前列腺组织异常增生，变为肿瘤。现代医学认为，过多接触镉、性生活强度以及激素水平可能和前列腺癌的发病呈正相关。

#### 3. 外感六淫

《灵枢·九针论》认为，"四时八风之客于经络之中，为瘤病者也""积之所生，得寒乃生，厥乃成积也"。《诸病源候论》曰："阴中生息肉者，此由胞络虚损，冷热不调，风邪客之，邪气乘于阴，搏于气血，变而息肉也。"这说明，肿瘤的发生与外感邪气有关。现代研究认为，前列腺癌可能与病毒、衣原体、支原体等有关。

#### 4. 情志不舒

七情中，对前列腺影响较大的是怒和忧思。怒则伤肝，肝经绕阴器，抵少腹。情欲不遂，前列腺即反复受到恶性刺激。或性欲不遂，忧思不解，相火妄动，前列腺经常处于充血状态，日久引起气滞血瘀、痰凝毒结，而成癌瘤。

#### 5. 先天不足

先天禀赋不足，易受外邪，积聚内生。目前，前列腺癌的家族遗传倾向受到人们的重视。年龄也是前列腺癌的主要影响因素，年龄愈老，肾愈亏，机体的生理功能越容易失调，防御能力的减弱使前列腺容易受到致癌因素的影响而发展成癌。

（二）病理机制

1. 发病

前列腺癌一般发展较慢，早期前列腺癌常无症状，中晚期才表现出临床症状。可概括为局部压迫浸润症状和肿瘤转移引起的症状两大类，多发病于中老年人。

2. 病位

病变部位在前列腺，脏腑病变主要责之于肾与膀胱，久之可波及全身，出现全身相关症状。其也与老龄和其他脏腑虚衰有关。

3. 病性

本病发病过程中，早期以邪实为主，中期虚实夹杂，晚期以正虚为要，前列腺癌初期为实证，后期为本虚标实之证。

4. 病势

前列腺癌起病隐匿，早期常无症状，容易被忽视，可在肛门指检前列腺标本中偶然发现。一般随着肿瘤的进展，直到中晚期才被发现。

5. 病机转化

前列腺癌早、中期以邪实为主，多见湿热蕴结、热毒闭阻、血瘀阻滞；前列腺癌晚期，症状复杂多变，以正虚为主，多见肾阳亏虚、肾阴亏虚、肾气亏虚等。临床中多病情复杂，虚实互见。

总之，前列腺癌的发生是各种致病因素作用于机体，导致脏腑功能失调、气血失和、正气亏损，以及气血凝滞、痰浊结聚、邪毒壅积而成。其病机总属正虚邪实、虚实夹杂。前列腺癌初期为实证，后期为本虚标实之证。对于前列腺癌的脏腑病变主要责之于肾与膀胱，同时与老龄引起的前列腺功能减退及其他脏腑虚衰等有关。

## 四、诊断

### （一）临床表现

早期前列腺癌常无症状，可在肛门指检前列腺标本中偶然发现。前列腺癌一般发展较慢，随着肿瘤的进展，直到中晚期才表现出临床症状，主要分为局部压迫浸润症状和肿瘤转移引起的症状两大类。

1. 局部压迫、浸润症状

肿瘤侵犯或阻塞尿道、膀胱颈时，会发生类似下尿路梗阻或刺激症状，如尿频、尿急、夜尿、尿不尽感，严重者可能出现急性尿潴留。局部进展后会压迫前列腺周围组织中与射精功能相关的神经血管束，引起勃起功能障碍。肿瘤压迫神经，可引起会阴部疼痛，疼痛可向股部放射。肿瘤压迫直肠，可引起排便困难或肠梗阻。

2. 转移症状

前列腺癌可侵及膀胱、精囊、血管神经束，引起血尿、血精、阳痿。盆腔淋巴结转移可引起双下肢水肿，腹膜后淋巴结转移可压迫输尿管引起肾积水，影响肾功能甚至导致尿毒症，表现为腰痛及少尿症状。前列腺癌易发生骨转移，常发生于骨盆、脊椎骨，可引起骨痛、病理性骨折、贫血、脊髓压迫导致下肢瘫痪等。

（二）辅助检查

早期前列腺癌无症状，晚期可出现尿频、尿急、尿线变细、排尿无力及血尿等症状。患者多是由于其他疾病而就医，仅采用中医传统的望闻问切四诊无法鉴别的，应借助一些现代医学的检查方法。

1. 前列腺特异性抗原（PSA）检查

PSA 是前列腺癌最特异、最敏感的肿瘤标志物，晚期患者阳性率达 90% 以上。对初次 PSA 检查异常者需建议复查。

2. 经直肠前列腺 B 超（TRUS）检查

TRUS 在前列腺癌诊断特异性方面较低，在 TRUS 引导下进行前列腺系统性穿刺活检，是前列腺癌诊断的主要方法。

3. 直肠指诊

前列腺坚硬、有结节、形态不规则应高度怀疑前列腺癌。应在 PSA 抽血后再进行直肠指诊。

4. 前列腺穿刺活检

前列腺系统性穿刺活检是诊断前列腺癌最可靠的检查。

5. 其他影像学检查

CT 及 MRI 检查有助于了解前列腺癌的分期及与周围脏器的关系。前列腺癌常引起成骨性骨转移，因此患者在确诊之后均应行全身骨扫描检查。

（三）临床分期

1. TNM 分期

（1）原发肿瘤（T）分期

$T_x$：不能评价原发肿瘤。

$T_0$：无原发肿瘤证据。

$T_1$：不能被扪及和影像无法发现的临床隐匿性肿瘤。

$T_{1a}$：在 5% 或更少的切除组织中偶然的肿瘤病理发现。

$T_{1b}$：在 5% 以上的切除组织中偶然的肿瘤病理发现。

$T_{1c}$：穿刺活检证实的肿瘤（如由于 PSA 升高）。

$T_2$：肿瘤局限在前列腺。

$T_{2a}$：肿瘤限于单叶的 1/2 或更少。

$T_{2b}$：肿瘤侵犯超过一叶的 1/2，但仅限于一叶。

$T_{2c}$：肿瘤侵及两侧叶。

$T_3$：肿瘤沿前列腺囊扩展。

$T_{3a}$：囊外扩展（单侧或双侧）。

$T_{3b}$：肿瘤侵及精囊。

$T_4$：肿瘤固定或侵犯除精囊外的其他邻近组织结构，如膀胱、肛提肌和（或）盆壁。

$pT_2$：局限于前列腺内。

$pT_{2a}$：肿瘤侵及范围≤一叶的 1/2。

$pT_{2b}$：肿瘤侵及范围>一叶的 1/2，但肿瘤局限在一侧叶内。

$pT_{2c}$：肿瘤侵及两侧叶。

$pT_3$：肿瘤侵犯至前列腺外。

$pT_{3a}$：肿瘤侵犯至前列腺外或镜下侵犯膀胱颈。

$pT_{3b}$：肿瘤侵及精囊腺。

$pT_4$：肿瘤侵犯膀胱及直肠。

（2）区域淋巴结转移（N）分期：真盆腔内的淋巴结为区域性淋巴结，其他均为远处淋巴结

$N_x$：不能评价区域性淋巴结。

$N_0$：无区域性淋巴结转移。

$N_1$：有区域性淋巴结转移。

（3）远处转移（M）分期

$M_x$：不能评价有无远处转移。

$M_0$：无远处转移。

$M_1$：远处转移。

$M_{1a}$：非区域淋巴结的转移。

$M_{1b}$：骨转移。

$M_{1c}$：有或无骨病变的其他部位转移。

（4）组织病理学分级

$G_x$：组织病理学分级不能评价。

$G_1$：高分化（Gleason≤6）。

$G_2$：中分化（Gleason 7）。

$G_3$：低分化或未分化（Gleason 8~10）

（6）前列腺癌的临床分期（表13）

**表13 前列腺癌的临床分期**

| 分期 | T | N | M | PSA | Gleason |
|---|---|---|---|---|---|
| Ⅰ期 | $T_{1a~2a}$ | $N_0$ | $M_0$ | PSA<10 | Gleason≤6 |
| | $T_{1~2a}$ | $N_0$ | $M_0$ | PSA X | Gleason X |
| ⅡA期 | $T_{1a~c}$ | $N_0$ | $M_0$ | PSA<20 | Gleason 7 |
| | $T_{1a~c}$ | $N_0$ | $M_0$ | 10≤PSA<20 | Gleason≤6 |
| | $T_{2a~2b}$ | $N_0$ | $M_0$ | PSA<20 | Gleason≤7 |
| | $T_{2b}$ | $N_0$ | $M_0$ | PSA X | Gleason X |
| ⅡB期 | $T_{2c}$ | $N_0$ | $M_0$ | 任何PSA | 任何Gleason |
| | $T_{1~2}$ | $N_0$ | $M_0$ | PSA≥20 | 任何Gleason |
| | $T_{1~2}$ | $N_0$ | $M_0$ | 任何PSA | Gleason≥8 |
| Ⅲ期 | $T_{3a~b}$ | $N_0$ | $M_0$ | 任何PSA | 任何Gleason |
| Ⅳ期 | $T_4$ | $N_0$ | $M_0$ | 任何PSA | 任何Gleason |
| | 任何 | $N_1$ | $M_0$ | 任何PSA | 任何Gleason |
| | 任何 | 任何 | $M_1$ | 任何PSA | 任何Gleason |

## 五、鉴别诊断

1. 水肿

水肿是体内水液潴留，泛溢于肌肤，引起头面、眼睑、四肢浮肿，甚至伴有胸、腹水并水蓄膀胱之证候。癃闭，中医病名，又称小便不通、尿闭，是以小便量少、点滴而出、甚则闭塞不通为主症的一种疾患。病情轻者，涓滴不利为癃；重者，点滴皆无称为闭。水肿与癃闭二者均有小便不利，小便量少的表现，水肿多有头面、眼睑、四肢浮肿，甚至伴有胸、腹水，癃闭多无水肿表现，多有小腹胀满膨隆、小便难出的表现，但是水肿一般没有水蓄膀胱的表现。

### 2. 关格

关格常由水肿、淋证、癃闭等经久不愈发展而来，是小便不通与呕吐并见的病症，常伴有皮肤瘙痒，口中尿味，四肢抽搐，甚或昏迷等症状。癃闭主要是指以排尿困难，全日总尿量明显减少，甚则小便闭塞不通为主症的一类病症。二者皆有小便不通，故需鉴别。关格必有呕吐，而癃闭一般无呕吐症状，只以小便量极少或全无为特征。二者的关系是癃闭可发展为关格，而关格不一定都是由癃闭发展而来，还可由水肿、淋证发展而成。

## 六、治疗

### （一）治疗原则

前列腺癌早、中期一般以邪实为主，多见湿热蕴结、热毒闭阻、血瘀阻滞，此时机体正气尚强，虚损不甚明显，通过调理与治疗，病情可有好转。若病情未得到及时的诊治，加之肿瘤的不断进展，邪毒伤正，可致局部瘀血、癌毒凝结、气血不通。疾病长期消耗，癌毒扩散，伤阴耗气，气血巨亏，又有手术后反复化疗，正气愈弱，终至发展为终末期。此外，湿热蕴结是前列腺癌发生过程中的重要病理状态，伴随疾病的始终。故临床治疗时，应注意清利湿热，一能解放被困之脾阳，二能改善前列腺处排泄不畅所致秽浊的环境，阻止湿热兼夹秽浊继生癌毒。

### （二）中医分型与治疗

辨证论治是中医治疗的核心，准确的辨证分型是有效治疗的基础，但目前前列腺癌的中医辨证分型标准尚未完全统一。根据中医临床辨证论治理论，结合病因、病史和实验检查，归纳前列腺癌的基本证型有：湿热搏结型、瘀毒内阻型、痰瘀互结型、肾阴亏虚型、肾阳亏虚型五种。

### 1. 湿热搏结证

证候：尿频、尿急、尿痛，时有尿血；常伴有阴部潮湿、纳呆口腻，舌质红，苔白腻，脉滑数。

病机分析：嗜食肥甘厚腻、烟酒辛辣，损伤脾胃，运化失司，酿生湿热。湿热蕴结于下焦，则表现为阴部潮湿、瘙痒等；湿热困脾，则可表现为纳呆，口中黏腻不爽，舌脉俱为佐证。

治则：清热利湿，解毒通淋。

方药：八正散加减（车前子、瞿麦、扁蓄、滑石、山栀子仁、甘草、木通、大黄、白茅根、黄柏、白术）。

加减：前列腺较大、质地硬韧者，加穿山甲、皂角刺、三棱、露蜂房；排尿不畅、滴沥明显者，可加小茴香、覆盆子、车前子等；四肢酸软无力、关节行动不利者，予牛膝、杜仲、补骨脂；若有指尖、趾尖麻木者，则另加桂枝尖少许。

2. 瘀毒内阻证

证候：腰部及会阴部坠胀疼痛，尿痛较明显，尿细如线或点滴而下，尿色淡红，局部肿块能明显扪及，舌质紫暗、脉沉弦。

病机分析：怒则伤肝，肝经绕阴器，抵少腹。前列腺经常处于充血状态，日久引起气滞血瘀，局部瘀血，癌毒凝结，气血不通，药力难达。术后残存癌毒又易与局部血瘀再次胶着生变，舌脉俱为佐证。

治则：清热解毒、活血化瘀。

方药：五味消毒饮合血府逐瘀汤加减（金银花、野菊花、蒲公英、紫花地丁、紫背天葵子、桃仁、红花、当归、生地黄、牛膝、川芎、桔梗、赤芍、枳壳、甘草、柴胡、乌药）。

加减：伴尿频、尿急、尿痛等下焦湿热症状者，可加黄柏、地龙、土茯苓、白茅根等；伴腰痛乏力者，加肉桂、阿胶、枸杞子；下腹部、会阴部疼痛者，予小茴香、乌药、荔枝核、马钱子；胁痛者，加柴胡、郁金。

3. 痰瘀互结证

证候：以局部肿块明显、阵发性疼痛和严重排尿困难或点滴难下为主要证候，伴精神萎靡、纳呆、口淡无味，尿色深红或呈絮状，舌质暗红、苔厚腻，脉沉紧。

病机分析：嗜食肥甘厚腻、烟酒辛辣，损伤脾胃，运化失司，酿生湿热，病程日久化瘀，痰瘀互结，则可表现为肿块明显伴阵发性疼痛、精神萎靡、纳呆等，舌脉俱为佐证。

治则：解毒散结、化痰逐瘀。

方药：血府逐瘀汤合温胆汤加减（桃仁、红花、当归、生地黄、牛膝、川芎、桔梗、赤芍、枳壳、甘草、柴胡、半夏、竹茹、枳实、陈皮、茯苓、乌药、浙贝母、地龙、蜈蚣）。

加减：排尿不畅、滴沥明显者，可加小茴香、覆盆子、车前子等；伴尿频、尿急、尿痛等下焦湿热症状者，可加黄柏、地龙、土茯苓、白茅根等；前列腺肥大、小便不畅者，可加灵芝、白果、桃仁。

**4. 肾阴亏虚证**

证候：排尿余沥不尽、尿细如线，形体消瘦、腰脊隐痛，伴口干心烦、失眠、盗汗，舌红、苔少、脉沉细数。

病机分析：先天不足或是后天失养，导致肾阴亏虚，则可表现为形体消瘦、失眠、盗汗等，舌脉俱为佐证。

治则：滋养肾阴。

方药：知柏地黄丸加味（知母、熟地黄、制黄柏、山茱萸、山药、牡丹皮、茯苓、泽泻）。

加减：伴腰痛乏力者，加肉桂、阿胶、枸杞子；伴椎骨等骨骼转移者，可加骨碎补、狗脊、僵蚕、自然铜；血尿者，加白茅根、阿胶；骨转移疼痛者，加续断、骨碎补、秦艽、忍冬藤、豨莶草；肝转移者，加八月札、夏枯草、郁金；有尿路刺激征者，加车前子、竹叶。

**5. 肾阳亏虚证**

证候：排尿余沥不尽、尿细如线、形体消瘦、面色苍白，伴畏寒怕冷、下肢浮肿、大便稀溏、舌质淡、苔白滑、脉沉细弱。

病机分析：先天不足或后天失养或病程日久损伤阳气，最终导致肾阳亏虚，可表现为畏寒肢冷、面色㿠白、下肢水肿等，舌脉俱为佐证。

治则：温补肾阳。

方药：右归饮加味（熟地黄、炒山药、山茱萸、枸杞子、姜制杜仲、肉桂、制附子、甘草）。

加减：肺转移者，可加百合、僵蚕、鼠妇、九香虫、金荞麦；肝转移者，予八月札、凌霄花、炮穿山甲、鳖甲、龟板；骨转移者，予鹿衔草、补骨脂、骨碎补、续断；骨转移疼痛者，予萆薢、细辛、延胡索。

**（三）西医治疗**

前列腺癌治疗方案的选择需根据临床分期、患者的年龄、全身状况、预期寿命等进行综合考虑。

**1. 根治性前列腺切除术**

主要适用于临床分期为 $T_1 \sim T_{2c}$ 的局限性前列腺癌患者，同时要求健康状态良好，预期寿命在 10 年以上，少部分应用于分化好或分化中等的 $T_3$ 期肿瘤。

**2. 放疗**

外照射放疗是前列腺癌的重要治疗手段之一，粒子植入放疗适用于 $cT_{1c} \sim$

$T_{2a}$ 期、PSA<10 ng/ml、Gleason 评分 2~6 分的低危患者，治疗效果与手术相当。对于中危患者，外照射与手术效果相当，而单纯粒子植入放疗效果较差，应配合外照射治疗。对于高危及 $T_{3~4}$ 期患者，应选择外照射加内分泌治疗，而不是手术治疗。临床上 $T_{1~2}N_0M_0$ 期前列腺癌行根治术后，如果患者手术切缘阳性、前列腺包膜外受侵，应给予手术后辅助放疗以改善预后。

### 3. 内分泌治疗

内分泌治疗是前列腺癌的重要治疗手段。对晚期前列腺癌患者，内分泌治疗是一线治疗方法，能明显延长患者肿瘤的无进展生存期及总生存期，内分泌治疗还可应用于根治性手术和放疗前后的辅助及新辅助治疗。一线内分泌治疗方式主要有去势、单独抗雄激素药物治疗和联合雄激素阻断。去势治疗一般使用黄体生成素释放激素类似物（药物去势）和双侧睾丸切除（手术去势）来实现。抗雄激素治疗目前常用非类固醇雄激素拮抗剂，如氟他胺、尼鲁米特、比卡鲁胺、恩杂鲁胺。醋酸阿比特龙是新型的雄激素拮抗剂，CYP17 是性激素和外源性雄激素生物合成的关键酶，阿比特龙通过不可逆性地抑制 CYP17，发挥对雄激素的拮抗作用。

### 4. 化疗

全身化疗主要应用于激素抵抗型前列腺癌。转移性前列腺癌常用的化疗药物包括紫杉醇类、米托蒽醌、阿霉素、表柔比星、雌二醇氮芥、环磷酰胺、去甲长春地辛、DDP 和 5-FU 等。近年来。紫杉醇类药物已成为转移性前列腺癌内分泌治疗失败后的标准一线化疗药物。

### 5. 趋骨性放射药物治疗

锶-89 和钐-153 是 β 射线放疗药物，适用于成骨性骨转移引起的疼痛。镭-223 是一种发射 α 射线的放射性药物，已被证明能够延长有骨转移症状但没有内脏转移的去势抵抗性前列腺癌（CRPC）患者的生存期。

### 6. 综合支持治疗

姑息对症治疗贯穿于晚期患者治疗的始终。对骨转移癌痛患者除给予内分泌治疗及化疗外，还可辅以包括双膦酸盐和局部放疗、放射性核素治疗。

### （四）远期疗效

#### 1. WHO 实体瘤疗效判定标准

（1）临床治愈：前列腺癌经治疗后，原发肿瘤及转移病灶均消失，且连续随访五年，用现有的临床检查手段未能发现肿瘤有任何局部复发或远处转移现象。

（2）近期治愈：前列腺癌患者经手术根治切除，或用其他治疗手段治疗后，检查原发病灶已消失，也未能用现有的临床检查手段发现有转移病灶者。

（3）好转或有效：前列腺癌经姑息性切除或用化疗等其他治疗方法治疗后不仅临床症状有改善，而且原发病灶或转移病变有好转且持续 2 个月以上者。药物治疗的具体判定指标可参照化疗药物疗效评定标准，但应注意将检查结果也作为客观指标之一。

（4）无效：恶化、死亡。

2. 生活质量评价标准

手术和放化疗治疗后的疗效评价以生活质量改善为标准，采用 EORTC（欧洲癌症治疗研究组织）-QLQ-C30 量表，该表为自评式生活质量表，共 30 个项目，包括 6 个功能量表：躯体功能、角色功能、认知功能、情绪功能、社会功能、总体健康状况等。它从机体功能、心理状态、社会状态和自觉状态等多个角度对患者进行评价。

评价方法：于治疗前和各个观察周期分别将上述 6 个评价项目的各分值相加，得出各个项目的总得分。疗效百分比＝（治疗前总得分-治疗后总得分）÷治疗前总得分×100%。

显效：积分减少≥75%。

有效：50%≤积分减少<75%。

稳定：25%≤积分减少<50%。

无效：积分减少<25%。

# 胃　癌

## 一、概述

胃癌是指发生于胃黏膜上皮的恶性肿瘤，也称胃腺癌，是最常见的消化道恶性肿瘤，可发生于胃的各个部位，能侵犯不同深度和广度的胃壁。癌灶局限在黏膜内或黏膜下层的称为早期胃癌，侵犯肌层以下或有转移到胃以外区域者称为进展期胃癌。在中医学中属于"反胃""积聚""翻胃""胃脘痛""伏梁"等疾病的范畴。

胃癌是人类最常见的恶性肿瘤之一，在全世界范围内仅次于肺癌，居各种恶性肿瘤死因的第二位。据统计，胃癌常见发病年龄为40～60岁，该年龄段的患者约占全部胃癌发病率的2/3。近几年，胃癌出现了年轻化的趋势，这与不良的生活习惯及环境污染有很大的关系。胃癌的分布有明显的地域性，中国、日本、智利、欧洲均属于胃癌的高发地区，而北美、澳大利亚、新西兰等发病率较低。在我国，以西北地区发病率较高（如甘肃省），而中南及西南地区的发病率较低（如云南省）。胃癌早期常无明显症状，大部分患者发现时已属中晚期，起病隐匿。因此，胃癌的早期诊断及预防非常重要。纤维胃镜检查能最直接地观察胃黏膜病变的部位和范围，对病变组织做病理学检查也是诊断胃癌的最有效方法。除此之外，X线钡餐、腹部超声、螺旋CT等检查也可帮助及早发现胃癌。目前，早期胃癌及时治疗可以根治，中晚期胃癌治疗效果仍不理想。

## 二、西医病因及病理机制

### （一）病因

胃癌发病与生活环境、饮食习惯、遗传与免疫因素以及慢性胃病等有密切关系。例如，环境中的致癌物质可能导致胃黏膜变性从而导致胃癌发生，个体因素对环境中的致癌物敏感度不同。常见的发病因素如下。

1. 生活环境及饮食习惯

胃癌发病有明显的地域性，在我国的西北与东部沿海地区胃癌发病率比南方地区明显较高。其与饮食关系最为密切，如长期食用熏烤、盐腌制品的人群中胃癌发病率高，吸烟者的胃癌患病风险较不吸烟者明显升高。流行病学和动物实验也证明，诱发胃癌的化学致癌物质主要为食品中的亚硝酸盐、真菌毒素、多环芳烃化合物等致癌物或前致癌物。

2. 幽门螺杆菌（HP）感染

大量研究报道，HP 感染与胃癌的发生呈正相关，但目前无证据表明 HP 为胃癌的致癌物。研究表明 HP 并非胃癌的直接致癌物，而是通过以下几点导致胃癌的发生：①HP 能促使硝酸盐转化成亚硝酸盐及亚硝胺。②HP 感染引起胃黏膜慢性炎症，加之环境致病因素可加速黏膜上皮细胞的过度增殖，导致畸变致癌。③HP 的毒性产物 CagA、VacA 可能具有促癌作用，胃癌患者中抗 CagA 抗体检出率与一般人群相比明显较高。

3. 胃部慢性疾病

慢性胃病史是胃癌的高危因素，慢性胃疾病包括胃息肉、慢性萎缩性胃炎及胃部分切除后的残胃等，这些病变都可能伴有不同程度的慢性炎症、胃黏膜破坏、胃黏膜肠上皮增生或非典型增生。癌前病变系指容易发生癌变的胃黏膜病理组织学的改变，这是从良性上皮组织转变成癌过程中的交界性病理变化。胃黏膜上皮的异型增生属于癌前病变，根据细胞的异型程度，可分为轻、中、重三度，重度异型增生与分化较好的早期胃癌有时难以区分。

4. 遗传和基因

研究表明，有血缘关系的亲属其胃癌发病率较无血缘关系的高。胃癌的癌变是一个多因素、多步骤、多阶段的发展过程，涉及原癌基因、抑癌基因、凋亡相关基因与转移相关基因等的改变，而基因改变的形式也是多种多样的。

5. 其他因素

（1）性别：已知男性发生胃癌的机会是女性的 2 倍。

（2）老化：胃癌在 50 岁之后急速增加，或许与萎缩性胃炎在老年人中的发生率较高有关。

（3）血型：有人统计，A 型血的人比其他血型的人患胃癌的概率大。

（二）病理机制

1. 大体分型

（1）早期胃癌：早期胃癌的定义是指病变部位局限且深度只累及黏膜层及黏膜下层的胃癌，而不论有无淋巴结转移，包括小胃癌及微小胃癌。早期胃癌好发于胃窦部及胃体部，特别是小弯侧为多。

（2）进展期胃癌：癌组织浸润达肌层或浆膜层，常伴有转移。进展期胃癌好发于胃窦部，其次是胃底贲门部及胃体部。目前国内外最广泛采用的大体分型方案是博尔曼分型（1923），有结节或息肉样癌（博尔曼分型Ⅰ型）、局限溃疡型（博尔曼分型Ⅱ型）、浸润溃疡型（博尔曼分型Ⅲ型）、弥漫浸润型（博尔曼分型Ⅳ型）。

2. 组织学分型

全国胃癌协作组参考 WHO 与日本胃癌研究会的分类方法并结合中国的情况，把胃癌的组织学类型规定为：腺癌（乳头状腺癌、管状腺癌、印戒细胞癌、黏膜腺癌）、鳞状细胞癌、腺鳞癌、未分化癌、未分类癌、类癌、非上皮性肿瘤。

## 三、中医病因及病理机制

在古代中医文献记载中，胃癌见于"胃脘痛""反胃""噎膈""伏梁""积聚""癥瘕"等疾病。《金匮要略》谓："朝食暮吐，暮食朝吐，宿谷不化，名曰胃反。"《医宗金鉴》曰："三阳热结，谓胃、小肠、大肠，三府热结不散，灼炼津液也……贲门干枯，则纳入水谷之道路狭隘，故食不能下，为噎塞也。幽门干枯，则放出腐化之道路狭隘，故食入反出，为翻胃也。"对胃癌的发病原因及临床现象进行了详细的描述。

中医认为，本病的发生多因忧思恼怒，情志不遂或饮食不洁，损伤脾胃，导致肝胃不和；或者正气不足，尤其是脾胃虚衰，加之情志、饮食失调，痰凝气滞，热毒血瘀交阻于胃，积聚成块而发病。若体虚弱或久病失治，则脾胃运化失职，生化乏源，久则气阴、气血耗损，新血不生，恶血不去，瘀毒内生。若饮食失节，则导致脾胃失调，痰湿凝结，瘀毒内阻。本病往往是内因和外因共同作用而产生的，从病机来看多是因虚致病，本虚标实，正虚和邪实共同存在。初期以标实为主，后期以本虚为主。

胃为水谷之海，胃癌发病与饮食关系尤为密切。饮食失节，或食用亚硝胺及多环芳烃化合物等致癌物质的食品和水，食用发霉的酸菜、干咸鱼、鱼肉的熏制品，食用多次煎用的食油煎制品，食用多农药污染的食品，饮服色素含量过高的食品，或食物中缺少蔬菜和维生素，居住环境中水土缺少某些微量元素等，均易诱发胃癌。

## 四、诊断

（一）病史采集

1. 既往史

注意询问与胃癌发生有关的病史，如有长期慢性胃病史，近期症状有明显加重者；已确诊为胃溃疡、胃息肉、萎缩性胃炎的患者；胃良性疾患做胃大部切除、近期又出现消化道症状者；长期吸烟者及有家族史者等。

2. 症状

早期胃癌多数患者无明显症状，少数人有恶心、呕吐或是类似溃疡病的上消化道症状。疼痛与体重减轻是进展期胃癌最常见的临床症状。患者常有较为明确的上消化道症状，如食欲不振、上腹不适、消瘦，特别是中年以上的患者。根据肿瘤的部位不同，也有其特殊表现。贲门胃底癌可有胸骨后疼痛和进行性吞咽困难，幽门附近的胃癌有幽门梗阻表现，肿瘤破坏血管后可有呕血、黑便等消化道出血症状。腹部持续疼痛常提示肿瘤扩展超出胃壁，如锁骨上淋巴结肿大、腹水、黄疸、腹部包块、直肠前凹扪及肿块等。晚期胃癌患者常可出现贫血、消瘦、营养不良甚至恶病质等表现。

（二）物理检查

绝大多数早期胃癌患者无明显体征，遇有阳性体征时应做进一步检查及鉴别诊断。部分患者有上腹饱满、压痛、紧张感或可触及包块、锁骨上窝淋巴结肿大等。

（三）诊断要点

1. X线气钡双重对比造影

X线气钡双重造影可清楚显示胃轮廓、蠕动情况、黏膜形态、排空时间，有无充盈缺损、龛影等，检查准确率近80%。

2. 胃镜检查及直视活检

纤维内镜检查是诊断胃癌最直接、准确、有效的诊断方法。对疑癌而活检未证实者，应做如下进一步检查：放大内镜检查、染色活体内镜检查、荧光检测诊断。如不具备以上方法，应密切随访，内镜复查间隔不超过1个月。

### 3. B 超检查

判定胃癌转移状况，包括肝、胰、腹腔淋巴结、卵巢转移。

### 4. 超声内镜

需了解胃癌浸润深度时，选用超声内镜。

### 5. CT、MRI 检查

在 B 超检查有占位病变，需进一步检测与验证时选用。CT、MRI 检查可进一步了解胃癌的侵犯情况，与周围脏器关系，有无切除可能。

### 6. 针刺活检

浅表肿大淋巴结定性检查。腹腔内占位病变需定性时，可在超声引导下做针刺细胞学检查。

### 7. 浅表肿块或淋巴结活检

需确定是否为转移癌灶时采用。

### 8. 实验室检查

早期可疑胃癌包括胃液分析游离胃酸低度或缺乏，血沉升高，血细胞比容、血红蛋白、红细胞下降，大便潜向反复阳性，血红蛋白总数低，白细胞倒置等现象。水电解质紊乱，酸碱平衡失调等化验异常。其他实验室检查如 CEA、LDH、AFP、AKP 等仅作为参考指标，对诊断特异性不高，不能仅凭此确诊。

### 9. 开腹探查

确定胃内有占位性病变，经以上检查均未能确诊时采用。

### （四）分型

胃癌的分类可根据不同的分型方法进行，如根据病理分型可将胃癌分为早期癌和进展期胃癌；按照组织学分类，胃癌则可分为腺癌（乳头状腺癌、管状腺癌、印戒细胞癌、黏膜腺癌）、鳞状细胞癌、腺鳞癌、未分化癌、未分类癌、类癌、非上皮性肿瘤。

### （五）临床分期

胃癌的 TNM 分期（AJCC/UICC 2018 年第 8 版）。

### 1. 原发肿瘤（T）

$T_x$：原发肿瘤无法评价。

$T_0$：无原发肿瘤证据。

Tis：原位癌，上皮内肿瘤，未侵及固有层，高度不典型增生。

$T_1$：肿瘤侵犯固有层，黏膜肌层或黏膜下层。

$T_{1a}$：肿瘤侵犯固有层或黏膜肌层。

$T_{1b}$：肿瘤侵犯黏膜下层。

$T_2$：肿瘤侵犯固有肌层。

$T_3$：肿瘤穿透浆膜下结缔组织，而尚未侵犯脏腹膜或邻近结构。

$T_4$：肿瘤侵犯浆膜（脏腹膜）或邻近结构。

$T_{4a}$：肿瘤侵犯浆膜（脏腹膜）。

$T_{4b}$：肿瘤侵犯邻近结构。

2. 区域淋巴结（N）

$N_x$：区域淋巴结无法评价。

$N_0$：无区域淋巴结转移。

$N_1$：有 1~2 枚区域淋巴结转移。

$N_2$：有 3~6 枚区域淋巴结转移：

$N_3$：有 7 枚及更多区域淋巴结转移。

$N_{3a}$：有 7~15 枚区域淋巴结转移。

$N_{3b}$：有 16 枚及更多区域淋巴结转移。

3. 远处转移（M）

$M_0$：无远处转移。

$M_1$：有远处转移。

4. 胃癌的临床分期（表 14）

表 14　胃癌的临床分期

| 分期 | T | N | M |
|------|---|---|---|
| 0 期 | Tis | $N_0$ | $M_0$ |
| Ⅰ 期 | $T_1$ | $N_0$ | $M_0$ |
|  | $T_2$ | $N_0$ | $M_0$ |
| Ⅱ A 期 | $T_1$ | $N_{1~3}$ | $M_0$ |
|  | $T_2$ | $N_{1~3}$ | $M_0$ |
| Ⅱ B 期 | $T_3$ | $N_0$ | $M_0$ |
|  | $T_{4a}$ | $N_0$ | $M_0$ |
| Ⅲ 期 | $T_3$ | $N_{1~3}$ | $M_0$ |
|  | $T_{4a}$ | $N_{1~3}$ | $M_0$ |
| Ⅳ A 期 | $T_{4a~b}$ | 任何 N | $M_0$ |
| Ⅳ B 期 | 任何 T | 任何 N | $M_1$ |

5. 胃癌的病理分期（表 15）

表 15　胃癌的病理分期

| 分期 | T | N | M |
|---|---|---|---|
| 0 期 | Tis | $N_0$ | $M_0$ |
| ⅠA 期 | $T_1$ | $N_0$ | $M_0$ |
| ⅠB 期 | $T_1$ | $N_1$ | $M_0$ |
|  | $T_2$ | $N_0$ | $M_0$ |
| ⅡA 期 | $T_1$ | $N_2$ | $M_0$ |
|  | $T_2$ | $N_1$ | $M_0$ |
| ⅡB 期 | $T_1$ | $N_{3a}$ | $M_0$ |
|  | $T_2$ | $N_2$ | $M_0$ |
|  | $T_3$ | $N_1$ | $M_0$ |
|  | $T_{4a}$ | $N_0$ | M |
| ⅢA 期 | $T_2$ | $N_{3a}$ | $M_0$ |
|  | $T_3$ | $N_2$ | $M_0$ |
|  | $T_{4a}$ | $N_1$ | $M_0$ |
| ⅢB 期 | $T_{4a}$ | $N_2$ | $M_0$ |
|  | $T_{4b}$ | $N_0$ | $M_0$ |
|  | $T_1$ | $N_{3b}$ | $M_0$ |
|  | $T_2$ | $N_{3b}$ | $M_0$ |
|  | $T_3$ | $N_{3a}$ | $M_0$ |
|  | $T_{4a}$ | $N_{3a}$ | $M_0$ |
|  | $T_{4b}$ | $N_1$ | $M_0$ |
|  | $T_{4b}$ | $N_2$ | $M_0$ |
| ⅢC 期 | $T_3$ | $N_{3b}$ | $M_0$ |
|  | $T_{4a}$ | $N_{3b}$ | $M_0$ |
|  | $T_{4b}$ | $N_{3a}$ | $M_0$ |
|  | $T_{4b}$ | $N_{3b}$ | $M_0$ |
| Ⅳ期 | 任何 T | 任何 N | $M_1$ |

**6. 胃癌的新辅助治疗后分期**（表16）

**表16　胃癌的新辅助治疗后分期**

| 分期 | T | N | M |
|------|------|------|------|
| I 期 | $T_1$ | $N_0$ | $M_0$ |
|  | $T_2$ | $N_0$ | $M_0$ |
|  | $T_1$ | $N_1$ | $M_0$ |
| II 期 | $T_3$ | $N_0$ | $M_0$ |
|  | $T_2$ | $N_1$ | $M_0$ |
|  | $T_1$ | $N_2$ | $M_0$ |
|  | $T_{4a}$ | $N_0$ | $M_0$ |
|  | $T_3$ | $N_1$ | $M_0$ |
|  | $T_2$ | $N_2$ | $M_0$ |
|  | $T_1$ | $N_3$ | $M_0$ |
| III 期 | $T_{4a}$ | $N_1$ | $M_0$ |
|  | $T_3$ | $N_2$ | $M_0$ |
|  | $T_2$ | $N_3$ | $M_0$ |
|  | $T_{4b}$ | $N_0$ | $M_0$ |
|  | $T_{4b}$ | $N_1$ | $M_0$ |
|  | $T_{4a}$ | $N_2$ | $M_0$ |
|  | $T_3$ | $N_3$ | $M_0$ |
|  | $T_{4b}$ | $N_2$ | $M_0$ |
|  | $T_{4b}$ | $N_3$ | $M_0$ |
|  | $T_{4a}$ | $N_3$ | $M_0$ |
| IV 期 | 任何 T | 任何 N | $M_1$ |

**（六）中医证型**

**1. 肝胃不和证**

（1）主要证候：①胃脘胀满，时有作痛，窜及两肋，情志不遂加重。②进行性消瘦。③恶心、呃逆、呕吐。④嗳气频繁。⑤脉弦或弦细。

（2）次要证候：①胸胁苦满、心烦口苦。②纳呆。③舌质淡红，苔薄白或薄黄。

具备主证 2 项及次证 2 项，或主证第 1 项加次证 2 项。

2. 气滞血瘀证

（1）主要证候：①胃脘灼热刺痛，拒按，痛有定处，心下痞块拒按。②腹部可以扪及肿块。③呕吐赤豆汁或咖啡样物。④柏油样便。⑤舌质紫暗或有瘀斑、瘀点，苔少或黄，脉细涩或弦。

（2）次要证候：①食不能入或食入反出。②发热，心烦，腹满不欲饮食。③脉涩。

具备主证 2 项及次证 1 项。

3. 痰气交阻证

（1）主要证候：①胃脘胀痛，固定不移，吞咽梗阻，胸膈痞满，精神抑郁加重。②呕吐痰涎，嗳气呃逆。③厌恶油腻。④吞咽梗阻。⑤舌质红，苔薄腻。

（2）次要证候：①胸脘胀闷。②胸膈痞满。③纳呆食少。④脉滑或滑数。

具备主证 2 项及次证 2 项。

4. 脾胃虚寒证

（1）主要证候：①朝食暮吐，暮食朝吐。②宿谷不化，泛吐清水。③胃脘隐痛，喜温喜按。④食后脘腹胀满。⑤舌淡胖，边有齿龈，苔白润。

（2）次要证候：①面色萎黄，精神疲倦，动则短气。②四肢发凉。③便溏或腹泻。④纳呆。⑤脉沉缓或细弱。

具备主证 2 项及次证 2 项或主证第 1 项及次证 2 项。

5. 胃阴不足证

（1）主要证候：①胃脘灼痛或隐痛。②饥不欲食，口干不欲饮。③胃脘嘈杂不适。④大便干燥。⑤舌红少苔，或有裂纹，或光剥苔。

（2）次要证候：①口舌干燥，心烦不寐。②纳呆干呕。③脉细数或虚数。

具备主证 2 项及次证 1 项。

6. 气阴两虚证

（1）主要证候：①面色白，颧红。②自汗，盗汗。③神疲乏力或动则气短。④形体消瘦。⑤舌质红或黯淡，可见瘀斑。

（2）次要证候：①恶风，自汗或盗汗。②心悸。③头晕目眩。④饮食减少。⑤脉细弱或虚数。

具备主证 2 项及次证 2 项。

## 五、鉴别诊断

（一）西医鉴别诊断

主要是将胃癌与胃部其他疾病相区分，以便更好地确诊，为患者提供更好的治疗方案。胃癌的诊断在临床上主要与以下几种胃部疾病相鉴别。

1. 浅表性胃炎

腹胀胃脘部疼痛，常伴有食欲缺乏、食欲不振、恶心呕吐、吞酸嘈杂等。常反复发作，无明显消瘦、神疲乏力等恶病质征象。胃镜或钡餐检查可与胃癌相区分。

2. 功能性消化不良

反复上腹饱满、嗳气、反酸、恶心，进食后加重，行上消化道 X 线检查、纤维胃镜等检查可以明确鉴别。

3. 胃溃疡

腹胀痛、便血、黑便等，易被漏诊误诊。一般通过 X 线钡餐可区分。做进一步胃镜活检可明确诊断。

4. 慢性胆囊炎和胆石症

以上腹部、右上腹部疼痛为主，疼痛多与吃油腻东西有关系，疼痛可放射到背部，伴发热。黄疸的典型病例与胃癌不难鉴别，对不典型的黄疸病例应行 B 超或内镜下逆行胆管造影检查。

5. 原发性恶性淋巴瘤

占胃癌的 0.5%～8.0%，多见于青壮年。临床表现除上腹部饱胀、疼痛、恶心等非特异性消化道症状外，还可见贫血、乏力、消瘦等，有 30%～50% 患者可见持续高热或间歇热。胃镜下组织活检将有助于诊断。

6. 功能性营养不良

由胃和十二指肠功能紊乱引起，这是临床最常见的一种功能性胃肠病，但无器质性疾病。主要表现为：餐后饱胀、早饱感、食欲不振、嗳气、恶心等，常与进食有关。不少患者还伴有失眠、焦虑、抑郁、头痛，注意力不集中等精神症状。实验室检查、胃镜检查有助于诊断及鉴别。此外，胃癌应与胃黏膜脱垂、胃类癌、胃底静脉瘤、假性淋巴瘤、异物肉芽肿等病变相鉴别。当上腹部摸到肿块时还应与横结肠或胰腺肿块相区别，有肝转移者应与原发性肝癌相区别。

（二）中医类证鉴别

1. 胃脘痛

上腹部疼痛、胀满不适，常伴有食欲不振、痞闷或胀满、恶心呕吐、吞酸嘈杂。发病多与情志不遂，饮食不洁，劳累及受寒等因素有关，常反复发作，其痛势相对胃癌之疼痛较缓，不呈进行性加重，不伴极度消瘦、神疲乏力等恶病质征象。此外，借助现代诊断方法，可见胃及十二指肠黏膜炎症、溃疡等病变。若胃痛经严格内科治疗而症状仍无好转者，应做纤维胃镜及病理组织学检查等以排除癌变的可能。

2. 痞满

以胃脘部痞塞、满闷不舒的自觉症状为主症，并有按之柔软、压之不痛、望之胀形的特点。起病多缓，反复发作，发病常与饮食、情志、起居、寒温等诱因有关。胃癌中有部分病例也可以痞满为主症，此时，应当借助上消化道 X 线检查、胃液分析、纤维胃镜等检查以明确诊断。

3. 便血

以胃肠脉络受损，出现血液随大便而下，或大便呈柏油样为主要临床表现的病症。可由多种胃肠道病引起，如胃癌、腹痛等。胃癌的便血常伴有胃脘部饱胀或疼痛、纳呆、消瘦、脘部积块等主症，大便稍黯或紫黯，甚至可呈柏油样，且多持续发生，应用一般止血药效果不理想，即使暂时止住，不久即可反复，重者可伴有吐血。可借助消化道 X 线检查、胃液分析、纤维胃镜等检查以明确诊断。

## 六、治疗

（一）治疗原则

胃癌根治性切除术是目前唯一有可能将胃癌治愈的治疗方法，因此胃癌的诊断一旦确立，如患者条件许可，应力争早日施行根治性切除术。如因局部或全身的原因不能做根治性切除，也应根据情况争取做姑息性切除，以利于开展综合治疗。由于进展期胃癌术后仍有较高的复发率及转移率，因此术后必须积极地辅以综合治疗。对不能手术的晚期患者，应以中西医药物为主进行综合治疗以改善患者症状、提高患者生活质量、延长患者的生命。

1. 胃癌 0 期~Ⅰ期

外科手术仍然是目前治疗胃癌的主要方法，也是治疗胃癌的主要手段。胃癌早期应以根治性手术治疗为主，手术后需定期复查，无须化疗，术后应辅以中药调理。

2. 胃癌Ⅱ期～Ⅲ期

胃癌中期行根治性手术以后，术后辅助放化疗，也可行术前、术中化疗或放疗。有人建议，对所有胃癌患者均应辅以化疗。胃癌的化疗方案是以 5-FU 类药物为基础，$T_2$、$N_0$ 的患者，术后没有高危因素的可以定期复查，随访观察。如果存在高危因素，建议术后接受辅助性化疗或放疗；对于达到 $N_0$ 切除的 $T_3$、$T_4$ 或任何伴淋巴结转移的患者均应接受术后的放化疗；$R_1$ 切除及无转移的 $R_2$ 切除的患者，术后均应接受放化疗（$R_1$ 切除是指显微镜下有肿瘤残留，$R_2$ 切除是指肿瘤有肉眼残留）。

3. 胃癌Ⅳ期

力争做姑息性切除术，以提高患者的生活质量。若不具备手术条件，以中医药治疗和化疗为主。胃癌单一药物化疗的缓解率一般仅为 15%～20%，应用联合化疗后可提高缓解率、延长患者生存期。晚期患者必要时应行姑息性手术或放疗，配合最佳支持治疗。

（二）中医治疗

1. 辨证论治

（1）肝胃不和证

治法：疏肝和胃，降逆止呕。

方药：柴胡疏肝散加减（柴胡、枳壳、白芍、砂仁、佛手、白术、半夏、旋覆花、赭石、莪术、半枝莲、半边莲、茯苓、麦芽、甘草）。

加减：口干口苦、胃脘部有灼烧感者，可去柴胡，加黄连、黄芩等；嗳腐吞酸、矢气臭者，酌加山楂、神曲、连翘等；大便秘结、腑气不通者，加瓜蒌仁、火麻仁等润肠通便。

（2）气滞血瘀证

治法：疏肝理气、活血化瘀止痛。

方药：膈下逐瘀汤加减（当归、川芎、桃仁、红花、玄胡、香附、枳壳、郁金、丹皮、赤芍、甘草）。

加减：肿块明显者，去川芎、丹皮，加三棱、莪术；呕吐赤豆汁或咖啡样物、柏油样便者，加仙鹤草、白及；腹满明显者，加陈皮、莱菔子。

（3）脾胃虚寒证

治法：温中散寒，健脾暖胃。

方药：理中汤合四君子汤加味（党参、白术、干姜、半夏、高良姜、陈皮、木香、豆蔻、吴茱萸、麦芽、山楂、茯苓、山慈菇、白芍、甘草、大枣）。

加减：脘胀嗳气、呕恶、苔白厚腻、寒湿内盛者，可减党参，加藿香、苍术等；腰膝酸软、便溏泄泻者，加肉桂、山药、芡实等以温脾补肾。

（4）胃阴不足证

治法：养阴清热，益胃生津。

方药：益胃汤加味（生地黄、沙参、石斛、川楝子、玉竹、白扁豆、麦冬、谷芽、半夏、麦芽、鸡内金、丹皮）。

加减：嘈杂不适者，加浙贝母、瓦楞子；大便干结者，加火麻仁、郁李仁；饥不欲食者，加砂仁、藿香。

（5）痰气交阻证

治法：开郁化痰，润燥降气。

方药：启膈散加减（茯苓、丹参、贝母、郁金、砂仁、荷叶蒂、杵头糠、沙参）。

加减：胀痛明显者，加槟榔、厚朴；厌食油腻者，加山楂、佩兰；大便不畅者，加火麻仁、增液汤；呕吐痰涎者，加半夏、陈皮、旋覆花。

（6）气阴两亏证

治法：滋阴益气，兼补脾肾。

方药：滋阴益气汤（生晒参、党参、黄芪、肉桂、麦冬、生地黄、玉竹、五味子、柴胡、山药、陈皮、云苓、炙甘草）。

加减：口干少津者，加石斛、知母；呕吐者，加砂仁、竹茹；癌肿明显者，加半枝莲、生山楂、莪术；乏力、气短明显者，去党参改为人参；心悸者，加远志、龙骨、牡蛎。

2. 静脉注射中成药治疗

（1）华蟾素注射液：每日或隔日应用 10~20 mL，用 500 mL 5%葡萄糖注射液稀释后缓慢滴注，4 周为一疗程，用药 1~2 周后休息 1~2 日再用或遵医嘱。研究表明，该药物对胃癌、结肠癌瘤细胞有直接杀灭作用，能明显延长患者的生存时间，有预防骨髓抑制及免疫功能低下的功能，并与某些化疗药物有协同增效作用。临床应用该药具有清热解毒、消肿止痛、活血化瘀、软坚散结效果。本品使用安全，不良反应极低。个别患者用量过大或两次用药间隔时间过短会有发冷发热现象，少数患者会有局部刺激及静脉炎。

（2）鸦胆子油乳注射液：静滴，3 g 加入 250 mL 0.9%生理盐水中，每日 1 次，30 天为一疗程。细胞周期非特异性抗癌药，抑制肿瘤细胞生长，能提高机体免疫力，尤其适用于消化道肿瘤及肺癌脑转移患者。有导致肝功能损害的临床报道。

（3）得力生注射液：静脉滴注，成人按 1.5 mL/kg 剂量加入 500 mL 5%葡萄糖注射液中，首次静滴每分钟不超过 15 滴，如无不良反应，半小时以后可按每分钟 30~60 滴的速度滴注，每日 1 次。如患者出现局部刺激，可按 1∶10 的比例稀释使用，45 天为一疗程，或遵医嘱。该药为Ⅱ类新药，主要成分为人参、黄芪、蟾酥、斑蝥提取物。人体癌细胞再分化试验显示，该药物对胃癌细胞有一定抑制作用。联合化疗有增效减毒作用，并有一定镇痛及抗应激功能。本品不良反应为少数患者有尿频、尿急的泌尿系统刺激症状，偶可致血尿及蛋白尿，出现上述反应时应停药，如再用时应稀释药液、减慢滴速。

（4）榄香烯注射液：静滴，400 mL，每日 1 次，1~10 天（配合化疗药物使用）。该药物具有一定的抗肿瘤作用，可提高化疗药物疗效并减轻其不良反应，能提高机体免疫力、改善患者的生活质量。该药为Ⅱ类非细胞毒性的广谱抗肿瘤药，在肺癌中多用于胸腔积液及呼吸道肿瘤，该药也可用于消化道肿瘤。

（5）复方苦参注射液：成分为苦参、土茯苓。静脉滴注，12~20 mL 加入 200 mL 0.9%生理盐水中，每日 1 次；或 8~10 mL 加入 100 mL 生理盐水中滴入，每日 2 次，一疗程用药总量为 200 mL。该药物可清热利湿、凉血解毒、散结止痛，用于癌性疼痛及出血，有一定的抗肿瘤作用，对轻、中度癌痛有一定疗效。适用于中晚期胃癌。

（6）羟喜树碱：静注，每次 4~8 mg，用 10~20 mL 等量生理盐水稀释，每日或隔日 1 次，一疗程用量为 60~120 mg。羟喜树碱为主与其他化疗药物配合使用，对进展期胃癌有一定疗效。用量因化疗方案的不同而异。主要不良反应有：①胃肠道反应有恶心、呕吐。②骨髓抑制，主要使白细胞下降。③少数患者有脱发、心电图改变及泌尿道刺激症状。

（7）康莱特注射液：缓慢静滴，20 g（200 mL），每日 1 次，1~21 天（配合化疗药物使用）。该药物有一定的抗肿瘤作用，可提高化疗药物疗效并减轻其不良反应，能提高机体免疫力、改善患者的生活质量。适用于各期胃癌。

（8）参芪注射液：静滴，20~60 mL 加入 250 mL 5%葡萄糖注射液中，每日 1 次，5 周为一疗程。该药物具有益气健脾、减少化疗药物的消化道反应、骨髓抑制等作用，并能适当提高化疗药物的疗效。适用于肺脾气虚引起的神疲乏力，少气懒言，自汗眩晕患者及胃癌见上述证候者的辅助治疗。

（9）香菇多糖注射液：静滴，1 mg 加入 250~500 mL 0.9%生理盐水或 5%葡萄糖注射液中，每周 2 次，8 周为一疗程。该药物能提高肿瘤患者机体免疫力，改善患者的生活质量，对放化疗有减毒增效的作用。适用于胃癌免疫低下患者。

（10）人参多糖注射液（百扶欣）：静滴，12～24 mg 加入 250～500 mL 0.9%生理盐水或 5%葡萄糖注射液中，每分钟 40～60 滴，每日 1 次，1～30 天（可配合化疗药物使用）。该药物可提高化疗药物疗效并减轻其不良反应，提高机体免疫力。适用于各期胃癌。

（11）康艾注射液：成分为黄芪、人参、苦参素。静脉滴注，40～60 mL，用 250～500 mL 5%葡萄糖注射液或 0.9%生理盐水稀释后使用，每日 1～2 次，30 天为一疗程。该药物可益气扶正，增强机体免疫功能。

3. 口服中成药

（1）平消胶囊：口服 1.68 g/次，每日 3 次，3 个月为一疗程。该药物具有清热解毒，化瘀散结，抗肿瘤的功效。适于各期胃癌。

（2）参莲胶囊：每次口服 6 粒，每日 3 次，一疗程约为 43 天。该药物以苦参、山豆根、半枝莲、莪术等 11 味中药组成，具有清热解毒、活血化瘀、软坚散结的作用。适用于气滞血瘀、热毒内阻而致的中晚期胃癌患者。

（3）安替可胶囊：软坚散结，解毒定痛，养血活血。可单独应用或与放疗合用，可增强放疗效果。口服，每次 0.44 g，每日 3 次，饭后服用，6 周为一疗程，或遵医嘱。少数患者使用后可出现恶心、血象降低，过量、连续久服可致心慌。

（4）槐耳颗粒：口服，每次 20 g，每日 3 次，1 个月为一疗程，或遵医嘱。适用于各期肺癌。

（5）金龙胶囊：口服，每日 3 次，每次 2～4 粒，30～60 天为一疗程。该药可使癌灶缩小、症状改善，提高患者的生存质量、延长患者的生存期、增强患者的免疫功能，未见明显的不良反应。适合于痰瘀互结型胃癌。

（6）西黄丸：口服，每次 3 g，每日 2 次。该药物具有清热解毒、和营消肿的功效，可用于胃热伤阴型胃癌。

（7）扶正消瘤汤颗粒剂：温开水冲服，每日 1 剂，分 2～3 次冲服。适用于各期胃癌。

（8）复生康胶囊：口服，每次 4 粒，每日 3 次，4 周为一疗程。活血化瘀、健脾消积，用于胃癌、肝癌能增强放疗和化疗的疗效，可增强机体免疫功能，能改善肝癌患者临床症状。

（9）至灵胶囊：口服，每次 2～3 粒，每日 2～3 次，或遵医嘱。适用于各期胃癌。

（10）贞芪扶正胶囊：口服，每次 6 粒，每日 2 次，或遵医嘱。适用于胃癌放化疗引起的骨髓造血功能抑制、血细胞减少。

（11）滋阴益气汤颗粒剂：温开水冲服，每日 1 剂，分 2~3 次冲服。适用于中医辨证属于气阴两虚型的胃癌患者。

（12）六味地黄丸：口服，成人每次 10~20 粒，有滋阴补肾之功。适用于胃癌后期热盛伤阴者。

（13）生脉饮：每次 10 mL，每日 3 次。适用于气阴两虚证。

4. 针灸治疗

主穴：中脘、章门及其相应的背俞。

配穴：足三里、合谷、三阴交、膈俞、脾俞、行间、丰隆、公孙。

治则：扶正祛邪，调理脏腑功能。

方法：体针得气后进行提插捻转补泻，令针感传向病所或沿经络上下传导，留针 20 分钟。中间行针 2 次，或用电针治疗仪通电 20 分钟。耳针进针后略加捻转 3 分钟，留针 4~8 小时。隔日治疗 1 次，20 次为一疗程。

适应证：对于胃癌晚期，不能手术或不能耐受化疗者，采用针灸治疗可以改善症状，提高机体免疫力，具有治疗疾病和延长患者生命的作用。

5. 中药外治法

（1）止痛抗癌膏：三七、重楼、延胡索、黄药子各 10 g，芦根 20 g，川乌 6 g，冰片 8 g，紫皮大蒜 100 g，麝香适量，大蒜取汁，余药研为细粉过 100 目筛，用大蒜汁将药粉调成膏剂贴于痛点，或经络压痛部位，隔日 2 贴。适用于胃癌疼痛患者。

（2）蟾蜍膏：以蟾蜍、生川乌、两面针、公丁香、肉桂、细辛、七叶一枝花、红花等药制成橡皮膏，外贴于癌性疼痛处，24 小时换药 1 次，7 天为一疗程。适用于胃癌疼痛患者。

（3）黄硝膏：生大黄 30 g，芒硝 30 g，水蛭 30 g，丹参 30 g，土鳖虫 30 g，桃仁 30 g，王不留行 30 g，麻黄 30 g，防风 30 g，樟丹 250 g，花生油 600 g。上药熬膏摊于白布上，面积 10 cm×5 cm，用时敷于肿块处。适用于晚期胃癌。

（4）蟾乌巴布膏：外用，加温软化，贴于患处。活血化瘀，消肿止痛，用于胃癌引起的疼痛。

（5）阿魏化痞膏：外用，加温软化，贴于脐上或患处，可化痞消积。用于气滞血凝，癥瘕痞块，脘腹疼痛，胸胁胀满。

（6）中药灌肠治疗：适用于胃癌患者兼有便秘、腹泻者。

（三）西医治疗

1. 手术治疗

由于胃癌诊断和治疗水平的提高，手术适应证较前相对扩大。目前除了原发灶巨大，固定，腹内脏器广泛转移，伴有血性腹水呈恶病质者外，只要患者全身情况许可，即使锁骨上淋巴结转移、肝脏有转移结节等，也均应争取剖腹探查，切除原发病灶，以减轻症状。

（1）根治性胃大部切除术（$R_1$、$R_2$、$R_3$），适应于凡具有以下三个条件又无手术禁忌的胃近侧部或远侧部癌：①胃癌未侵及浆膜或出浆膜面者。②无腹膜广泛转移者。③无远隔淋巴结转移及肝脏血行转移者。

（2）根治性全胃切除术（$R_1$、$R_2$、$R_3$），除具有根治性大部胃切除术的适应证外，还应考虑以下条件：①全胃癌及胃体部浸润型癌。②各型胃幽门窦部和体部局限型癌，肿瘤上缘距贲门不足 4 cm 者。③胃癌明显浸出浆膜面并且伴有条状结节（淋巴管瘤栓），但尚在根治范围以内者。④贲门癌食管切断线距肿瘤边缘要根据大体类型，要求在 3~6 cm。⑤胃幽门窦癌应切除十二指肠 3~4 cm。

（3）姑息性胃部分切除术或全胃切除术，凡胃癌已有：①腹膜广泛转移。②$N_2$ 以远的淋巴结转移。③虽有血行脏器转移但不严重。④胃原发病灶已侵犯周围脏器，但局部解剖条件不能做切除者。

（4）胃空肠吻合术、胃或空肠食管吻合术对伴有明显梗阻的胃幽门窦部癌或胃贲门部癌，由于肿瘤浸润或患者全身情况因素而不能切除时可考虑减症手术。

（5）早期胃癌手术的术式选择：①黏膜内癌行 $R_1$ 式。②黏膜下癌行 $R_2$ 式。③小于 2 cm 的息肉状黏膜内癌行 $R_0$ 式。

2. 化疗

（1）化疗原则：①术前化疗：对估计不能根治切除的进展期胃癌，手术前给药，一般采取短期单一大剂量用药，如 5-FU+CF。②术中化疗：术中不能根治切除或估计切除不彻底时，可采用一次大剂量用药，于局部动脉或静脉注入 5-FU 或 MMC。③根治术后辅助化疗：早期胃癌根治术后原则上不化疗。在以下情况下辅助化疗：病理类型恶性程度高，病变面积大于 5 cm，有淋巴结转移，青年患者，可采用联合化疗。④晚期胃癌姑息性化疗：未有手术、非根治术或术后复发的晚期患者均应采用以联合化疗为主的综合治疗。

（2）推荐常用化疗方案：①ELF 方案：亚叶酸钙、依托泊苷、5-FU。②

FAMTX 方案：氨甲蝶呤（MTX）、5-FU、亚叶酸钙、多柔比星（ADM）。③羟基脲+亚叶酸钙+5-FU+DDP 方案：羟基脲、亚叶酸钙、5-FU、DDP。④依立替康+DDP 方案：依立替康、DDP。

### 3. 放疗

放疗在胃癌治疗中的作用主要是辅助性的或姑息性的。胃癌放疗的主要形式有：术前放疗、术后放疗和姑息放疗三种。

（1）术前放疗：可以减少手术操作而引起的癌肿扩散和转移，对提高切除率有一定价值。凡肿瘤直径为 0~10 cm，位于胃窦小弯侧或胃体部，组织学类型为未分化或低分化腺癌，分期为 Ⅱ、Ⅲ 期，浆膜层未受累或可疑浆膜层受累的患者均可进行术前放疗。

（2）术后放疗：胃癌姑息切除后有局限性病灶或转移淋巴结残存，可在做标记后采用术后放疗。

（3）姑息性放疗：局部晚期、不能切除的患者，只要全身情况能够耐受放疗者，可行姑息性放疗。

### 4. 生物治疗

生物治疗是目前胃癌研究的一个活跃领域，目前临床属于辅助治疗手段。生物免疫治疗就是提取人体免疫系统中的树突状细胞（DC 细胞）和细胞因子诱导的杀伤细胞（CIK 细胞），将其增殖，再回输到患者体内，增强患者免疫力的治疗方法。DC 细胞和 CIK 细胞是肿瘤免疫治疗的两个重要部分，前者识别抗原、激活获得性免疫系统，后者通过发挥自身细胞毒性和分泌细胞因子杀伤肿瘤细胞，二者联合确保了一个高效和谐的免疫体系，可以显著地抑制肿瘤细胞的生长、增殖，帮助机体恢复同肿瘤细胞作斗争的能力，最大限度地调动人体的免疫功能，尽可能减少体内残存肿瘤细胞的数量，明显改善患者的生活质量，有效提高肿瘤患者的生存期，是一种更先进、更有效的治疗手段。

### （四）疗效标准

1. WHO 实体瘤疗效评价标准

（1）完全缓解（CR）：肿瘤完全消失超过 1 个月。

（2）部分缓解（PR）：肿瘤最大直径及最大垂直直径的乘积缩小达 50%，其他病变无增大，持续超过 1 个月。

（3）病变稳定（SD）：病变两径乘积缩小不超过 50%，增大不超过 25%，持续超过 1 个月。

（4）病变进展（PD）：病变两径乘积增大超过 25%。

2. 实体瘤临床疗效评价标准（RECIST）

（1）靶病灶的评价：①完全缓解（CR）：所有靶病灶消失。②部分缓解（PR）：靶病灶最长径之和与基线状态比较，至少减少 30%。③病变进展（PD）：靶病灶最长径之和与治疗开始之后所记录到的最小的靶病灶最长径之和比较，增加 20%，或者出现一个或多个新病灶。④病变稳定（SD）：介于部分缓解和疾病进展之间。

（2）非靶病灶的评价：①完全缓解（CR）：所有非靶病灶消失和肿瘤标志物恢复正常。②未完全缓解或稳定（IR/SD）：存在一个或多个非靶病灶和（或）肿瘤标志物持续高于正常值。③病变进展（PD）：出现一个或多个新病灶和（或）已有的非靶病灶明确进展。

3. 生活质量评价标准

手术和放化疗治疗后的疗效评价以生活质量改善为标准，采用 EORTC（欧洲癌症治疗研究组织）-QLQ-C30 量表，该表为自评式生活质量表，共 30 个项目，包括 6 个功能量表：躯体功能、角色功能、认知功能、情绪功能、社会功能、总体健康状况等。它从机体功能、心理状态、社会状态和自觉状态等多个角度对患者进行评价。

评价方法：于治疗前和各个观察周期分别将上述 6 个评价项目的各分值相加，得出各个项目的总得分。疗效百分比=（治疗前总得分−治疗后总得分）÷治疗前总得分×100%。

显效：积分减少≥75%。

有效：50%≤积分减少<75%。

稳定：25%≤积分减少<50%。

无效：积分减少<25%。

# 肝　癌

## 一、概述

肝癌包括原发性肝癌和继发性肝癌（转移性肝癌）。通常所指的肝癌即指原发性肝癌，是指由肝细胞或肝内胆管上皮细胞发生的恶性肿瘤。肝癌是全球范围内最常见的恶性肿瘤之一，同时也是恶性程度最高的肿瘤之一。其发病率及死亡率具有较大的地域差异。亚洲及非洲地区为肝癌高发区，而北美、北欧、大洋洲等为肝癌低发区。虽然近年来我国肝癌发病率有下降趋势，但肝癌仍为发病的重灾区。我国因肝癌死亡的人数每年约 11 万，几乎占全世界肝癌死亡人数的 45%，其中东南沿海各省发病率尤其高。肝癌可发生于任何年龄，但以 31~50 岁最多，男女比为 1∶1~4∶1。在我国，肝癌的发病与病毒性肝炎最为密切。

肝癌症状表现为肝区疼痛、乏力、消瘦、食欲减退，并可伴有发热、黄疸、腹胀等临床表现。在中医学中属于"脾积""癥积""黄疸""鼓胀"等疾病范畴。《金匮要略》有载："积者，脏病也，终不移。"《诸病源候论》指出："其病不动者，名为癥。"由此可见，中医关于癥积体征的描述与肝癌很相似。

## 二、西医病因及病理机制

### （一）病因

原发性肝癌的病因迄今尚未完全明确，但相对于其他常见恶性肿瘤而言，其相关危险因素已较为清楚。乙型肝炎病毒（HBV）及丙型肝炎病毒（HCV）的感染、黄曲霉素的摄入以及饮酒等均为原发性肝癌的重要诱导因素。

1. 病毒性肝炎

在我国，人乳头癌病毒（HPV）感染与原发性肝癌关系密切。HBV 相关性肝癌患者一般经历慢性乙型肝炎、肝硬化、肝癌的发展过程，约95%的肝癌患者血清中能检测到 HBV 感染标志。从病理来看，肝癌大多合并大结节性肝硬化。在我国这种肝硬化多由 HBV 感染所致。近年的分子生物学研究证明，在肝癌细胞的 DNA 中整合有乙肝 DNA 片段。临床上，通过降低乙肝患者 HBV DNA 水平及控制肝脏炎症反应，能够在一定程度上延缓肝癌的发生和复发。这些证据都表明，HBV 和肝癌的关系密切。此外，近年研究表明，丙型肝炎、戊型肝炎与肝癌也有一定的关系。

2. 黄曲霉素

黄曲霉素广泛存在于自然界，是公认的强致癌物，有较强的致畸、致癌、致突变作用。流行病学调查发现，黄曲霉污染严重的地区，人群中肝癌发病率升高，这提示黄曲霉素可能与沿海地区肝癌的高发病率有关。

3. 饮酒及抽烟

长期大量饮酒、抽烟能够增加肝癌的危险性，尤其能增加乙肝患者患肝癌的危险性。

4. 其他

某些致癌物，如亚硝酸胺、偶氮芥类、有机磷等均为可疑致肝癌物质。此外糖尿病、脂肪肝、华支睾吸虫感染、遗传等因素可能是肝癌发病的重要诱导因素。

（二）病理机制

1. 大体病理形态

巨块型（多见）、结节型（多见）及弥漫型（少见）。

2. 组织学分型

（1）肝细胞癌：最常见，占原发性肝癌的90%以上。

（2）胆管细胞癌：起源于胆管二级分支以远肝内胆管上皮细胞，一般仅占原发性肝癌的≤5%。

（3）混合型：较为少见。在一个肝肿瘤结节内，上述两种组织病理类型同时存在，两者混杂分布，界限不清。

### 三、中医病因病机

中医认为，本病乃由七情、劳倦内伤，外感六淫、疫疠，饮食不洁或失调，脏腑虚损、气血不和等因素所致气滞血瘀、痰气凝聚日久而成。与体内"正气不足"和外来的"邪气滞留"有关。病理基础为脾虚气滞，脾虚是癌变的关键。在肝癌的癌前病变时便已有脾虚存在，在此基础上逐步演变成肝癌。在整个肝癌的发展过程中，脾虚也贯穿其始终。由于脾虚日久，可以合并出现气滞、血瘀、湿热以至阴虚。在早期，多表现为湿阻和气滞的症状与脾虚体质；中期，出现气滞、血瘀、湿热、热毒的表现；后期，则常见阴虚津亏之候，并可出现肺、肝、肾等内脏受损的征象。但其中脾虚仍起主导作用。

## 四、诊断

原发性肝癌早期多无典型的临床症状，部分症状常为慢性肝病所致，在中晚期开始出现典型表现。在我国，肝癌患者大多数伴有 HBV 阳性和肝硬化的存在。因此，在病史方面应重视早期发现。

（一）病史采集

1. 了解肝炎、肝硬化的病史，有无反复出现肝功能异常伴甲胎蛋白（AFP）的升高。

2. 有无肝功能、AFP、肝脏影像学的异常。

3. 近期有无上腹胀、肝区疼痛、上腹肿块、食欲减退、乏力、体重下降、消瘦、发热、腹泻、黄疸等表现。

（二）物理检查

1. 腹壁静脉有无曲张，上腹部有无隆起。

2. 肝脏有无肿大扪及肿块、肿块大小、表面是否光滑、活动度、肿块质地、有无压痛、肝区有无叩击痛。脾脏是否肿大、有无腹水、肝区有无血管杂音。

3. 有无黄疸、肝掌、蜘蛛痣、下肢水肿、皮下结节、锁骨上淋巴结肿大等。

（三）辅助检查

1. 实验室检查

（1）AFP：是诊断肝癌的重要指标，也是特异性最强的肿瘤标志物，国内常用于肝癌的普查、早期诊断、术后监测和随访，其阳性率为 60% ~ 70%。对于 AFP ≥ 400 μg/L 超过 1 个月，或 ≥ 200 μg/L 持续 2 个月，排除妊娠、生殖腺胚胎癌和活动性肝病者，应该高度怀疑肝癌。AFP 阳性还需排除假阳性，关键是同期进行 CT/MRI 检查判断是否具有肝癌特征性占位。值得注意的是，有30% ~ 40% 的肝癌患者 AFP 检测呈阴性。

（2）γ-谷氨酰转肽酶同工酶（γ-GTP-Ⅱ）：此项检查对肝癌的敏感性较

高，尤其对 AFP 阴性肝癌患者的阳性检出率达 72.7%。

（3）岩藻糖苷酶（AFU）：在肝癌患者血清中 AFU 的活性明显高于肝硬化和转移性肝癌，对肝癌阳性率较高，在 AFP 阴性的肝癌和小肝癌阳性率达 70.8%。

（4）异常凝血酶原（DCP）：在 AFP 阴性肝癌，其阳性率为 61.9%，可作为 AFP 阴性或低 AFP 肝癌的辅助诊断。

（5）5'-核苷酸磷酸二酯酶同工酶-V（5'-NPD-V）：此酶在 80% 肝癌病例有表现，在转移性肝癌的阳性率更高。

（6）铁蛋白（Fer）：在约 90% 的肝癌病例中含量增高，在转移性肝癌、肝炎、肝硬化、心脏病、乳腺癌及各种感染性疾病中含量亦有增高。

（7）癌胚抗原（CEA）：在肝癌病例中 70% 增高，在转移性肝癌、结肠癌、乳腺癌、肝硬化、慢性肝炎等病例中亦有增高。

（8）碱性磷酸酶（ALP）：在约 20% 肝癌病例此酶活性增高，在转移性肝癌、梗阻性黄疸亦见增高。对肝癌诊断仅作为参考。

（9）肝功能及乙肝抗原抗体系统检查仅提示肝癌的肝病基础。

2. 影像学检查

（1）B 超检查：B 超检查是肝癌诊断中最常用和有效的方法，该方法可以对肝癌进行定性和定位，鉴别是液性还是实质性占位，明确癌灶在肝内的具体位置及其与肝内重要血管的关系，指导治疗方法的选择及手术，有助于了解肝癌在肝内以及邻近组织器官有无播散及浸润，有助于肝癌与肝囊肿、肝血管瘤等疾病的鉴别。此外，实时 US 造影（超声造影 CEUS）可以动态观察病灶的血流动力学情况，有助于提高定性诊断。术中 US 直接从开腹后的肝脏表面探查，能够避免超声衰减和腹壁、肋骨的干扰，可发现术前影像学检查未发现的肝内小病灶。

（2）CT 扫描：目前是肝癌诊断和鉴别诊断最重要的影像检查方法，用以观察肝癌形态及血供状况，对肝癌进行分期以及治疗后复查。尤其是增强 CT 扫描，可以清晰地显示病灶的数目、大小、形态和强化特征，明确病灶和重要血管之间的关系、肝门及腹腔有无淋巴结肿大以及邻近器官有无侵犯，有助于鉴别肝血管瘤。肝细胞癌的影像学典型表现为在动脉期呈显著强化，在静脉期其强化不及周边肝组织，而在延迟期则造影剂持续消退，呈所谓的"快进快出"现象。

（3）MRI：无放射性辐射，组织分辨率高，可以多方位、多序列成像，对肝癌病灶内部的组织结构变化如出血坏死、脂肪变性以及包膜的显示和分辨率均优于 CT 和 US。对良、恶性肝内占位，尤其在对血管瘤的鉴别上优于 CT。同时，MRI 无须增强即能显示门静脉和肝静脉的分支，对于小肝癌 MRI 效果也优于 CT。

（4）肝血管造影（DSA）：DSA 检查意义不仅在于诊断和鉴别诊断，还可在术前或治疗前用于估计病变范围，特别是了解肝内播散的子结节情况，也可为血管解剖变异和重要血管的解剖关系以及门静脉浸润提供正确客观的信息，对于判断手术切除的可能性和彻底性以及决定合理的治疗方案有重要价值。但此方法属侵入性技术。检查的指征为：①临床疑为肝癌或 AFP 阳性而其他显像阴性者。②各种显像方法结果不一致或难以确定占位病变性质者。③疑有卫星病灶应做 CTA 者。④肿瘤较大应做肝动脉栓塞疗法者。⑤放射性核素肝脏显像可以显示出肝脏的大小、位置、形态和功能，对肝脏占位性病变的定位和定性诊断等有重要的参考价值，是临床上常用的检查方法之一。

（5）PET-CT：可反映肝脏占位的生理化学代谢信息，同时精确解剖定位。全身扫描可以了解整体状况和评估转移情况，达到早期发现病灶的目的。还可以了解肿瘤治疗前后的大小和代谢变化。但是，PET-CT 肝癌临床诊断的敏感性和特异性还需进一步提高。

（6）肝穿：在超声引导下经皮肝穿刺空芯针活检（biopsy）或细针穿刺（fine-needle aspiration，FNA），进行组织学或细胞学检查，有助于明确诊断病理类型、判断病情、指导治疗以及评估预后。由于此项检查有针道种植和导致肝癌结节出血的可能，因此具有一定的局限性和危险性。

（四）诊断要点

1. AFP ≥400 μg/L 持续 1 月以上；或 ≥200 μg/L 持续 2 月以上，并能排除妊娠、活动性肝病、生殖腺胚胎性肿瘤者。

2. 肝癌的临床表现，如肝区疼痛、肝大、上腹肿块、食欲缺乏、乏力、消瘦、发热、腹泻、腹水、下肢水肿、锁骨上淋巴结肿大等体征。

3. 超声显像、CT、MRI、核素扫描、肝动脉造影和酶学检查异常。

4. 病理诊断：分为肝细胞癌、胆管细胞癌、混合性肝癌。

（五）临床分期

参照肝细胞肝癌 AJCC TNM 分期（2017 年第 8 版）。

1. 原发肿瘤（T）

$T_x$：原发灶无法评估。

$T_0$：未发现原发灶。

$T_1$：单发病灶≤2 cm，或者单发病灶>2 cm 但无血管受侵。

$T_{1a}$：单发病灶≤2 cm。

$T_{1b}$：单发病灶>2 cm 但无血管受侵。

$T_2$：单发病灶>2 cm，且侵犯血管；或者多发病灶，均≤5 cm。

$T_3$：多发病灶，至少一个病灶>5 cm。

$T_4$：单发或者多发病灶，无论肿瘤大小，侵犯肝门静脉或者肝静脉分支（包括门脉左右支、肝静脉左中右三支）；原发灶直接侵犯邻近器官（不包括胆囊）或者穿透脏腹膜。

2. 区域淋巴结（N）

$N_x$：区域淋巴结无法评估。

$N_0$：无区域淋巴结转移。

$N_1$：有区域淋巴结转移。

3. 远处转移（M）

$M_0$：无远处转移。

$M_1$：有远处转移。

4. 肝癌的临床分期（表17）

表 17　肝癌的临床分期

| 分期 | T | N | M |
|------|---|---|---|
| Ⅰ A 期 | $T_{1a}$ | $N_0$ | $M_0$ |
| Ⅰ B 期 | $T_{1b}$ | $N_0$ | $M_0$ |
| Ⅱ 期 | $T_2$ | $N_0$ | $M_0$ |
| Ⅲ A 期 | $T_3$ | $N_0$ | $M_0$ |
| Ⅲ B 期 | $T_4$ | $N_0$ | $M_0$ |
| Ⅳ A 期 | $T_{1\sim4}$ | $N_1$ | $M_0$ |
| Ⅳ B 期 | $T_{1\sim4}$ | $N_{0\sim1}$ | $M_1$ |

（六）中医证型

1. 肝气郁结证

（1）主要证候：①右胁部胀痛。②胸闷不舒，善太息。③右胁下肿块。④纳呆食少。⑤脉弦。

（2）次要证候：①时有腹泻。②舌苔薄腻。

具备主证 3 项及次证 1 项。

2. 气滞血瘀证

（1）主要证候：①胁下痞块巨大，入夜更甚。③或同时见左胁下肿块，腹胀大，皮色苍黄，脉络暴露。④舌质紫暗，有瘀点、瘀斑。⑤脉沉细或弦涩。

（2）次要证候：①脘腹胀满，食欲不振。②面色萎黄而黯，倦怠乏力。

具备主证 3 项。

3. 湿热聚毒证

（1）主要证候：①身黄目黄。②腹胀满，胁肋刺痛。③心烦易怒，口干口苦。④食少，溲赤便干。⑤舌质紫黯，苔黄腻，脉弦数或滑数。

具备主证 3 项。

4. 气阴亏虚证

（1）主要证候：①胁肋疼痛，胁下结块，质硬拒按。②五心烦热，潮热盗汗。③乏力，气短，头晕目眩。④食少腹胀大，青筋暴露。⑤舌红少苔，脉虚而数。

（2）次要证候：①呕血。②便血。③皮下出血。

具备主证 3 项及次证 1 项。

（二）中医类证鉴别

1. 胁痛

指自觉一侧或两侧胁肋部疼痛的症状，为肝胆、胁肋部病变的常见症状之一，其病机特点为气机郁滞、脉络失和、疏泄不利。

2. 黄疸

黄疸是由于机体感受湿热疫毒等外邪，导致湿浊阻滞、脾胃肝胆功能失调、胆液不循常道、随血泛滥，是以目黄、身黄、尿黄为主要临床表现的一种病症。其发病多与湿邪有关，湿从热化，则致湿热为患，发为阳黄；中阳不足，湿从寒化，则致寒湿为患，中阳偏盛，发为阴黄。

3. 痞聚

为腹部脐下有块，推之可移，痛无定处。痞聚与肝癌不同，其为腑病，属气分，病程短，病情轻，腹中结块无形，时聚时散，痛无定处。

## 六、治疗

（一）治疗原则

肝癌治疗的主要目标是根治，其次是延长患者的生存期并减轻患者的痛苦，以早期治疗、综合治疗、积极治疗为治疗原则。

手术治疗是肝癌最好的治疗方法，疗效最好，对于Ⅰ期肝癌或单发肿瘤直径小于或等于 5 cm 者，应首选手术切除的早期治疗，术后可配合化疗、免疫治疗及中药治疗；对于肿瘤直径大于 5 cm 的大肝癌应采用多手段综合治疗，尽可能争取手术切除治疗，无法行Ⅰ期手术治疗的大肝癌，可经肝动脉插管化疗或肝动脉栓塞等方法，使肿瘤缩小后再行Ⅱ期手术治疗；对于多发性肝癌累及肝左右两叶者，行脾动脉结扎术及肝动脉插管化疗，并配合放疗、中药治疗及免疫治疗等积极手段以减少痛苦。对不能手术及放化疗的晚期肝癌患者，应以中西药物为主进行综合治疗以改善症状、提高患者的生活质量、延长患者的生命。

（二）中医治疗

1. 辨证论治

（1）肝气郁结证

治则：疏肝健脾，活血化瘀。

方药：柴胡疏肝散（柴胡、枳壳、香附、陈皮、川芎、白芍、甘草）。

加减：疼痛较明显者，可加郁金、延胡索以活血止痛；已出现胁下肿块者，加莪术、桃仁、半夏、浙贝母等破血逐瘀，软坚散结；纳呆食少者，加党参、白术、薏苡仁、神曲等开胃健脾。

（2）气滞血瘀证

治则：行气活血，化瘀消积。

方药：复元活血汤（大黄、当归、天花粉、桃仁、红花、柴胡、穿山甲、甘草）。

加减：胁痛及痞块巨大者，可酌加三棱、莪术、延胡索、郁金、水蛭、土鳖虫等以活血定痛，化瘀消积之力，或配用鳖甲煎丸或大黄䗪虫丸以消癥化积；若转为鼓胀之腹胀大、皮色苍黄、脉络暴露者，加甘遂、大戟、芫花攻逐水饮，或改用调营饮以活血化瘀、行气利水。

（3）湿热聚毒证

治则：清热利湿，泻火解毒。

方药：茵陈蒿汤（茵陈、山栀子、生大黄）。

加减：常加白花蛇舌草、黄芩、蒲公英以清热泻火解毒。疼痛明显者，加柴胡、香附、延胡索以疏肝理气，活血止痛。

（4）气阴亏虚证

治则：益气养阴，养血柔肝。

方药：滋阴益气汤（生晒参、党参、黄芪、麦冬、生地黄、五味子、柴胡、山药、陈皮、云苓、生甘草）。

加减：出血者，加仙鹤草、白茅根、牡丹皮以清热凉血止血；出现黄疸者，可合茵陈蒿汤以清热利胆退黄；肝阴虚日久、累及肾阴、而见阴虚症状突出者，加生鳖甲、生龟板、女贞子、旱莲草以滋肾阴、清虚热；肾阴虚日久常可阴损及阳而见肾之阴阳两虚，临床见形寒怯冷、腹胀大、水肿、腰酸膝软等症者，可用金匮肾气丸温补肾阳为主方加减。

2. 静脉注射中成药

（1）羟喜树碱：静注，每次 4~8 mg，用 10~20 mL 等量生理盐水稀释，每日或隔日 1 次，一疗程用药总量为 60~120 mg。羟喜树碱为主与其他化疗药物配合使用，对进展期肺癌有一定疗效。用量因化疗方案的不同而异。主要不良反应有：①胃肠道反应有恶心、呕吐。②骨髓抑制，主要使白细胞下降。③少数患者有脱发、心电图改变及泌尿道刺激症状。

（2）蟾酥注射液：缓慢静滴，每次 10~20 mL，每日 1 次，1~30 天，用 500 mL 5%葡萄糖注射液稀释后缓慢滴注，联合其他化疗药物使用对进展期肝癌有一定疗效。对化疗药物能起到增强疗效的作用。主要副作用有白细胞下降、恶心呕吐等。

（3）康莱特注射液：缓慢静滴，20 g（200 mL），每日 1 次，1~21 天（配合化疗药物使用）。该药物有一定的抗肿瘤作用，能提高化疗药物的疗效并减轻其不良反应，能提高机体免疫力、改善患者的生活质量。适用于各期肝癌。

（4）榄香烯注射液：静滴，400 mL，每日 1 次，1~10 天（配合化疗药物使用）。该药物有一定的抗肿瘤作用，能提高化疗药物的疗效并减轻其不良反应，能提高机体免疫力、改善患者的生活质量。适用于各期肝癌。

（5）复方苦参注射液：成分为苦参、土茯苓。静脉滴注，12~20 mL 加入 200 mL 0.9%生理盐水中，每日 1 次；或 8~10 mL 加入 100 mL 生理盐水中滴入，每日 2 次，一疗程用药总量为 200 mL。该药物可清热利湿、凉血解毒、散结止痛，用于癌性疼痛及出血，有一定的抗肿瘤作用，对轻、中度癌痛有一定疗效。适用于各期肝癌。

（6）鸦胆子油乳注射液：静滴，3 g 加入 250 mL 0.9%生理盐水中，每日 1 次，30 天为一疗程。细胞周期非特异性抗癌药，可抑制肿瘤细胞生长，提高机体免疫力。

（7）参芪注射液：静滴，20~60 mL 加入 250 mL 5%葡萄糖注射液中，每日 1 次，5 周为一疗程。该药物可益气健脾，减少化疗药物的消化道反应、骨髓抑制等作用，并能适当提高化疗药物的疗效。适用于脾肝虚寒、气血双亏型肝癌。

（8）香菇多糖注射液：静滴，1 mg 加入 250~500 mL 0.9%生理盐水或 5%葡萄糖注射液中，每周 2 次，8 周为一疗程。该药物能提高肿瘤患者的机体免疫力，改善患者的生活质量，对放化疗有减毒增效的作用。适用于各期肝癌。

（9）人参多糖注射液（百扶欣）：静滴，12~24 mg 加入 250~500 mL 0.9%生理盐水或 5%葡萄糖注射液中，每分钟 40~60 滴，每日 1 次，1~30 天（可配合化疗药物使用）。该药物可提高化疗药物疗效并减轻其不良反应，能提高机体免疫力。适用于各期肝癌。

（10）康艾注射液：成分为黄芪、人参、苦参素。静脉滴注，40~60 mL，用 250~500 mL 5%葡萄糖注射液或 0.9%生理盐水稀释后使用，每日 1~2 次，30 天为一疗程，该药物可益气扶正，增强机体免疫功能。

3. 口服中成药

（1）平消胶囊：口服，每次 1.68 g，每日 3 次，3 个月为一疗程，有清热解毒、化瘀散结、抗肿瘤的功效。适于各期肝癌。

（2）安替可胶囊：软坚散结，解毒定痛，养血活血。可单独应用或与放疗合用，可增强放疗疗效。口服，每次 0.44 g，每日 3 次，饭后服用，6 周为一疗程，或遵医嘱。少数患者使用后可出现恶心、血象降低，过量、连续久服可致心慌。

（3）扶正消瘤汤颗粒剂：温开水冲服，每日 1 剂，分 2~3 次冲服。适用于各期肝癌。

（4）槐耳颗粒：每次 1 袋，每月 3 次，冲服，1 个月为一疗程，有扶正活血的功效。适于肝癌的辅助治疗。

（5）复方木鸡冲剂：每次 1 袋，每日 3 次，饭后冲服。

（6）复方鹿仙草颗粒：每次 1 包，每日 3 次，口服，30 天为一疗程，具有疏肝解郁，活血解毒之功。适用于肝郁气滞、毒瘀互阻所致的原发性肝癌。

（7）软坚口服液：每日 3 次，每次 2 支，口服，30 天为一疗程。化瘀解毒、益气。

（8）复方斑蝥胶囊：每次 2 粒，每日 3 次，口服，30 天为一疗程。

（9）无为消癌平片：口服，每次 8~10 片，每日 3 次。抗癌、消炎，可配合肝癌放疗、化疗及手术后治疗。

（10）至灵胶囊：适用于各期肝癌。口服，每次 2~3 粒，每日 2~3 次，或遵医嘱。

（11）贞芪扶正胶囊：口服，每次 6 粒，每日 2 次，或遵医嘱。适用于肝癌放化疗引起的骨髓造血功能抑制、血细胞减少。

（12）滋阴益气汤颗粒剂：温开水冲服，每日 1 剂，分 2~3 次冲服。适用于中医辨证属于气阴两虚型的肝癌患者。

4. 针灸治疗

（1）用平补平泻法。针刺足三里、脾俞、章门、阳陵泉、胃俞等穴以调补脾胃，治疗肝癌晚期食欲不振。

（2）用泻法。针刺期门、支沟、阳陵泉、足三里、太冲等穴以理气活血止痛，辅助治疗肝癌两胁疼痛。

（3）用平补平泻法。针刺内关、足三里、公孙等穴以降逆止呕，治疗肝癌有呕吐者。

（4）穴位注射：选 20%~50% 紫河车注射液，每次 10~16 mL，分别注射于足三里、大椎、阿是穴，每日或隔日 1 次，连续注射 15 次为一疗程。适于肝癌正气虚衰者。

5. 中药外治法

（1）蟾乌巴布膏：外用，加温软化，贴于患处，活血化瘀、消肿止痛。用于肝癌引起的疼痛。

（2）阿魏化痞膏：外用，加温软化，贴于脐上或患处，化痞消积。用于气滞血凝，癥瘕痞块，脘腹疼痛，胸胁胀满。

（3）博生癌宁：外敷部位有癌肿病灶和疼痛处，肿瘤病灶前后对应贴敷，放化疗后白细胞下降、骨髓抑制者可贴敷背部两侧的俞穴处，每次任选两个俞穴。

（4）加味小半夏药膜：化疗当日给药 1 次。取穴足三里、内关、中脘、公孙等，每次选穴 2~3 个。呕吐甚者，加梁门、太冲两穴。

（三）西医治疗

1. 外科手术治疗

（1）根治性手术：肝癌的治疗仍以手术切除为首选，早期切除是提高生存率的关键，肿瘤越小，五年生存率越高。手术适应证为：①诊断明确，估计病变局限于一叶或半肝者。②无明显黄疸、腹水或远处转移者。③肝功能代偿尚好，凝血酶时间不低于 50% 者。④心、肝、肾功能耐受者。在肝功能正常者肝切除量不超过 70%；中度肝硬化者不超过 50%，或仅能做左半肝切除；严重肝硬化者不能做肝叶切除。手术和病理结果证实，80% 以上的肝癌合并肝硬化，公认以局部切除代替规则性肝叶切除无期效果相同，而术后肝功能紊乱减轻，手术死亡率亦降低。由于根治切除仍有相当高的复发率，故术后宜定期复查 AFP 及超声显像以监察是否复发。

由于根治切除术后随访密切，故常检测到"亚临床期"复发的小肝癌，这时应以再手术为首选，第二次手术后五年生存率仍可达 38.7%。肝移植术虽不失为治疗肝癌的一种方法，但在治疗肝癌中的地位长期未得到证实。对发展中国家而言，由于供体来源及费用问题近年仍难以推广。

（2）姑息性外科治疗：适用于较大肿瘤，或是散在分布、靠近大血管区肿瘤，或合并肝硬化限制而无法切除者。可采用肝动脉结扎和（或）肝动脉插管化疗、冷冻、激光治疗、微波治疗，术中肝动脉栓塞治疗或无水酒精瘤内注射等，有时可使肿瘤缩小、血清 AFP 下降，为两步切除提供机会。

（3）多模式的综合治疗：这是近年对中期大肝癌积极有效的治疗方法，有时可使不能切除的大肝癌转变为可切除的较小肝癌。其方法有多种，一般多以肝动脉结扎加肝动脉插管化疗的二联方式为基础，加外放射治疗成为三联，如合并免疫治疗则为四联，以三联以上效果最佳。经多模式综合治疗患者肿瘤缩小率达 31%，因肿瘤明显缩小，可用二步切除，二步切除率达 38.1%。上海医科大学肝癌研究所亦曾研究超分割放疗及导向治疗，超分割外放射和肝动脉插管化疗联合治疗的方法是：第 1 周，肝动脉导管内化疗，每日 20 mg DDP，连续 3 天。第 2 周，肝肿瘤区局部外放射上、下午各 2.5 Gy（250 rads），连续 3 天，2 周为一疗程，如此隔周交替可重复 3~4 个疗程。导向治疗，以 $^{131}$I-抗肝癌铁蛋白抗体或抗肝癌单克隆抗体或 $^{131}$I-碘化油进行肝动脉导管内注射，每隔 1~2 月 1 次，治疗间期采用动脉内化疗，DDP 20 mg，每日 1 次，连续 3~5 天。若上述治疗同时加免疫治疗如干扰素（IFN）、香菇多糖、IL-2 等则效果更佳。

2. 肝动脉栓塞化疗（TAE）

这是 20 世纪 80 年代发展的一种非手术的肿瘤治疗方法，对肝癌有很好的疗效，甚至被推荐为非手术疗法中的首选方案。多采用碘化油混合化疗法，或 $^{131}$I 或 $^{125}$I-碘化油，或 90 钇微球栓塞肿瘤远端血供，再用吸收性明胶海绵栓塞肿瘤近端肝动脉，使之难以建立侧支循环，致使肿瘤病灶缺血坏死。化疗药物常用 DDP 80~100 mg，加 5-FU 1 000 mg，MMC 10 mg，或 ADM 40~60 mg，先行动脉内灌注，再混合 MMC 10 mg 于超声乳化的碘化油内行远端肝动脉栓塞。肝动脉栓塞化疗反复多次治疗效果较好。对肝功能严重损害不能代偿者，此法属禁忌，门脉主干癌栓患者亦不宜用。

对肝癌较为有效的药物以 DDP 为首选，常用的还有 5-FU、ADM 及其衍生物、MMC、VP-16 和 MTX 等。一般认为单个药物静脉给药疗效较差。采用肝动脉给药和（或）栓塞，以及配合内、外放疗应用较多，效果较明显。对某些中晚期肝癌无手术指征且门静脉主干癌栓不宜肝动脉介入治疗者和某些姑息性手术后患者可采用联合或序贯化疗，常用联合方案为顺铂 20 mg+5-FU 750 mg 静脉滴注共 5 天，每月 1 次，3~4 次为一疗程。40~60 mg 阿霉素第 1 天，继以5-FU 500~750 mg 静脉滴注连续 5 天，每月 1 次，连续 3~4 次为一疗程，上述方案效果评价不一。

3. 无水酒精瘤内注射

超声导下经皮肝穿于肿瘤内注入无水酒精治疗肝癌。以肿瘤直径≤3 cm，结节数在 3 个以内者伴有肝硬化而不能手术的肝癌为首选。对小肝癌有可能治愈，≥5 cm 效果差。

4. 放疗

放疗适于肿瘤仍局限的不能切除肝癌，通常如能耐受较大剂量，其疗效也较好。外放射治疗经历全肝放射、局部放射、全肝移动条放射、局部超分割放射、立体放射等变迁。有报道证明，放射总量超过 40 Gy( 4 000 rads 容气量)合并理气健脾中药可使一年生存率达 72.7%、五年生存率达 10%。手术、化疗综合治疗可起杀灭残癌的作用，化疗还可辅助放疗起增敏作用。肝动脉内注射 γ-90 微球、$^{131}$I-碘化油，或同位素标记的单克隆抗体等可起内放射治疗作用。

5. 生物治疗

生物治疗不仅可配合手术、化疗、放疗以减轻对免疫的抑制，还可消灭残余的肿瘤细胞。应用重组淋巴因子和细胞因子等生物应答调节因子（BRM）对肿瘤生物治疗已引起医学界的普遍关注，生物治疗已被认为是第四种抗肿瘤治疗，目前临床已普遍应用 α（γ）-IFN 进行治疗。除此之外，天然和重组 IL-2、肿瘤坏死因子（TNF）也已问世，淋巴因子激活的杀伤细胞（LAK 细胞）、肿瘤浸润淋巴细胞（TIL）等也已开始试用。基因治疗为肝癌的生物治疗提供了新的前景，所用各种生物治疗剂的疗效仍有待更多的实践和总结。

（四）疗效标准

1. WHO 实体瘤疗效评价标准

（1）完全缓解（CR）：可见肿瘤消失并持续 1 个月以上。

（2）部分缓解（PR）：肿瘤两个最大的相互垂直的直径乘积缩小 50% 以上

并持续 1 个月以上。

（3）稳定（SD）：肿瘤两个最大的相互垂直的直径乘积缩小不足 50%，增大不超过 25%并持续 1 个月。

（4）恶化：肿瘤两个最大的相互垂直的直径乘积增大不超过 25%。

2. 以 AFP 的含量变化作为评价疗效的标准

术后 AFP 降至正常为手术根治的依据。

3. 生活质量评价标准

手术和放化疗治疗后的疗效评价以生活质量改善为标准，采用 EORTC（欧洲癌症治疗研究组织）-QLQ-C30 量表，该表为自评式生活质量表，共 30 个项目，包括 6 个功能量表：躯体功能、角色功能、认知功能、情绪功能、社会功能、总体健康状况等。它从机体功能、心理状态、社会状态和自觉状态等多个角度对患者进行评价。

评价方法：于治疗前和各个观察周期分别将上述 6 个评价项目的各分值相加，得出各个项目的总得分。疗效百分比=（治疗前总得分-治疗后总得分）÷治疗前总得分×100%。

显效：积分减少≥75%。

有效：50%≤积分减少<75%。

稳定：25%≤积分减少<50%。

无效：积分减少<25%。

# 大 肠 癌

## 一、概述

大肠癌是指发生在肠黏膜上皮的恶性肿瘤，以腹痛、便血等为主要症状。根据肿瘤发生的部位，可分为结肠癌和直肠癌两种类型。它起源于大肠黏膜上皮，是最常见的消化道恶性肿瘤之一，大多发生于 40 岁以上。其中，男性患者约为女性的 2 倍。在我国，结肠癌的发病率高于直肠癌。临床上，常见血便或黏液脓血便、大便形状或习惯发生改变、腹痛、腹部包块等。由于其发生部位不同，临床表现也各有特点。大肠癌在早期不易被发现，病情发展较慢，起病时常无明显的临床表现。相较于其他消化道恶性肿瘤，其远期疗效及预后较好，但大肠癌的发病率与其他消化道恶性肿瘤相比较高并且呈现出逐年上升的趋势。

在中医古籍文献中，并没有直接提到"大肠癌"这个名词。但是，根据疾病的发病特点和临床表现分析，应属于中医学的"肠积""积聚""癥瘕""肠覃""肠风""脏毒""下痢""锁肛痔"等疾病范畴。《黄帝内经·灵枢》载："肠覃何如？岐伯曰：寒气客于肠外，与卫气相抟……其始生也，大如鸡卵，稍以益大，至其成，如怀子之状，久者离脏，按之则坚，推之则移。"这些症状的描述非常类似于结肠癌腹内结块的表现。明代《外科正宗·脏毒》曰："蕴毒结于脏腑，火热流注肛门，结而为肿，其患痛连小腹，肛门坠重，二便乖违，或泻或秘，肛门内蚀，串烂经络，污水流通大孔，无奈饮食不餐，作渴之甚，凡此未得见其生。"这些描述与大肠癌的病因和主要症状相似。由此可见，大肠癌可追溯到古代中医有关肠覃的记载中。

## 二、西医病因及病理机制

### （一）病因

目前并不十分清楚，可能与以下癌前病变和一些因素有关。

1. 结肠息肉

部分结肠息肉可以恶性变，其中乳头状腺瘤最易恶性变，可达40%。在家族性息肉病的患者中，癌变的发生率则更高，这说明结肠癌与结肠息肉的关系密切。

2. 大肠腺瘤和慢性溃疡性结肠炎

大肠腺瘤和慢性溃疡性结肠炎与大肠癌的关系密切。前者为癌前病变，如不治疗，40岁前后极易发生癌变，腺瘤发展成癌需3~5年，后者往往在发病10年后开始，每10年有10%~20%发生癌变。出血性溃疡性直肠炎、结肠炎的恶性变危险更大，患病超过10年者，约50%发展为癌。部分慢性溃疡性结肠炎可以并发结肠癌，发生率可能比正常人群高出5~10倍。发生结肠癌的原因可能与结肠黏膜慢性炎症刺激有关，一般认为在炎症增生的过程中，经过炎性息肉阶段发生癌变。

3. 大肠血吸虫病

一般认为大肠黏膜上血吸虫卵长期沉积，可造成黏膜反复溃疡及慢性炎症等病变，出现腺瘤样增生，在此基础上发生癌变。在中国，血吸虫病并发结肠癌的病例并不少见，但对其因果关系仍有争论。

4. 饮食习惯

据世界肿瘤流行学调查统计，结肠癌在北美、西欧、澳大利亚、新西兰等地的发病率高，而在日本、芬兰、智利等地较低。研究认为，这种地理分布与居民的饮食习惯有关系，高脂肪饮食者发病率较高，服用过多的脂肪类食品，可致大肠癌的发病率明显增加。这可能与脂肪类物质会引起肠壁内胆盐和胆固醇代谢的质和量改变有关。高脂肪在人体消化代谢过程中，因氧化会产生致癌物质亚硝胺等，此类物质在消化道中积蕴过多或时间过长，都会增加大肠癌的患病风险。

5. 遗传因素

结肠癌的发生率可能与遗传因素有关。

6. 其他因素

如亚硝酸类化合物为大肠癌的致病因素之一；放射线损害也是一种致病因素，盆腔接受放疗后，结肠癌、直肠癌的发病率约增加4倍，大多发生在放疗后 10~20 年；癌灶位于原放射野内；原发性与获得性免疫缺陷也与大肠癌的发生有关。

（二）病理机制

**1. 乳头状腺癌**

少见，约占 5%。癌细胞组成乳头状结构，分化程度不一，分化好的癌细胞多呈高柱状，形态接近正常的大肠上皮细胞；分化差的癌细胞为砥柱状、立方或多边形，胞质少，核大，异形明显，容易找到核分裂象；介于二者之间的为中度分化癌细胞。

**2. 管状腺癌**

最常见，占 66%~80%。癌组织主要由腺管状结构组成。分化好的癌细胞呈高柱状，排列为单层，核多位于细胞基底部，胞质内常有较多黏液，出现杯状细胞分化。中度分化的癌细胞大小不一致，呈假复层状，胞质内有少量或无黏液，核较大，位置参差不齐，所形成的腺管形态不规则。低分化的癌细胞呈多形性，大小不一，核大，胞质少，容易找到核分裂象。

**3. 黏液腺癌**

占 16% 左右，癌组织中出现大量黏液为其特征，黏液可积聚在细胞内或细胞外，前者黏液将细胞核挤到一侧形成"印戒细胞"；后者黏液分布在癌细胞间，形成黏液池，其中漂浮小堆癌细胞。黏液腺癌生长较慢，但局部淋巴结转移多见，预后较差，术后易复发。

**4. 印戒细胞癌**

是从黏液腺癌中分出来的一种类型，占 3.0%~7.5%。癌细胞多呈中、小圆形细胞，胞质内充满黏液，核偏向一侧，呈圆形或卵圆形，整个细胞呈印戒形。癌细胞弥漫成片或呈小堆，不构成腺管，有时可伴少量分化较好的黏液腺癌或管状腺癌。预后很差。

**5. 未分化癌**

很少见，仅占 1.6% 以下。癌组织呈弥漫性浸润，不形成腺管样结构。细胞较小，形状不规则或呈圆形，核异形性明显，常侵入淋巴管或小静脉，预后很差。

**6. 腺鳞癌**

较罕见，占 0.6%，偶见于直肠和肛管。肿瘤内腺癌和鳞状细胞癌两种成分混合出现。鳞状细胞癌部分分化较差，而腺癌部分分化较好，有明显的腺样结构。

7. 鳞状细胞癌

占 1%左右，偶见于直肠和肛管。癌细胞呈典型的鳞状细胞癌结构，多为中到低度分化。

## 三、中医病因及病理机制

大肠癌的病因不外内因、外因两方面。外因由寒气客于肠外，或饮食失节，损伤脾胃，运化失职；内因为忧思抑郁，脾胃失和，两者均可导致湿热邪毒，流注大肠，发为肿瘤。如宋窦汉卿《疮疡经验全书》所载："多由饮食不洁，醉饱无时，恣食肥腻……任情醉饱，耽色不避，严寒酷暑，或久坐湿地，恣意耽看，久忍大便，遂致阴阳不和，关格壅塞，风热下冲，乃生五痔。"《黄帝内经》载："肠覃如何？岐伯曰：寒气客于肠外，与卫气相搏，气不得营。因有所系，癖而内著，恶气乃起，瘜肉乃生。"说明此病与外邪入侵，营卫失调有关。巢元方所著的《诸病源候论》有言："癥者，由寒湿失节，致脏腑之气虚弱而饮食不消，聚结在内。"指出腹中包块的病因病机。清代《医宗金鉴》载："此病有内外阴阳之别，发于外者，由醇酒厚味，勤劳辛苦，蕴注于肛门，两旁肿突，形如桃李，大便秘结，小水短赤，甚则肛门重坠紧闭，下气不通……发于内者，兼阴虚湿热下注肛门，内结蕴肿，刺痛如锥……大便虚闭。"总之，中医认为，大肠癌是在机体内外因素的作用下，湿热、瘀毒等浸淫肠道所致。

## 四、诊断

（一）病史采集

1. 大便习惯和性状改变

便频、腹泻、便秘或两者交替及排便不尽，肛门坠重、大便变形、变细等。

2. 便血

便血颜色、便血量、便血时间，有无黏液等。

3. 腹部肿块

发现腹部肿块时间、肿块部位、大小、形状、肿块质地、活动度等。

4. 全肠梗阻或肠梗阻

腹胀、隐痛不适或阵发性腹痛、肠鸣、排便困难、排气停止等。

5. 全身症状

贫血、消瘦、发热、乏力等。

（二）体格检查

1. 视诊

患者有无贫血、消瘦、脱水、恶病质等。

2. 触诊

检查锁骨上、腋窝、腹股沟淋巴结是否肿大，注意其硬度、数量、活动度。

3. 腹部检查

腹部有无隆起、凹陷，有无肠型，有无压痛、反跳痛，有无肿块，注意肿块部位、形状、大小，肿块质地及表面状况、活动度。肝脾是否肿大，有无腹水，肠鸣音有无异常。

4. 直肠指检

直肠有无肿块，肿块与肛门缘距离，肿块大小、质地、活动度，肠腔狭窄程度和出血等。

（三）辅助检查

1. 大便隐血试验

大便隐血试验是大肠癌普查的初筛方法及结肠疾病的常规检查方法。

2. X 线检查

结肠气钡双重对比造影是发现结肠病变的重要手段，可观察肠黏膜有无破损、肠壁僵硬、肠管狭窄等。

3. 纤维结肠镜检查

能在直视下观察病灶情况，并能取活检作为病理学诊断，是结肠癌最可靠的诊断方法。其适用于以下几种情况。

（1）原因不明的便血和大便隐血持续阳性，疑有结肠肿瘤者。

（2）X 线检查发现结肠息肉需鉴别良、恶性者。

（3）术前需了解结肠癌病变范围和术后有无复发者。

4. B 超检查

可判定病变累及肠壁范围、肠壁浸润深度以及邻近器官有无转移，尤对发现肝脏占位性病变、腹主动脉周围病灶、盆腔转移病灶有较高的灵敏度。

5. 病理学检查

（1）脱落细胞学检查：采用直肠冲洗、直肠镜下刷取，肛门直肠病灶处指检涂片行涂片细胞学检查。

（2）活检标本的病理取材检查。

6. CT 检查

主要适用于了解肿瘤向肠管外浸润的程度和有无淋巴结转移或远处脏器的转移，也可为术前分期及术后复查提供依据。

7. 癌胚抗原（CEA）检查

对判断癌肿预后，监察疗效和复发方面具有一定帮助。

8. 基因检测

包括粪便和癌组织的癌基因或癌基因产物的检测。大肠癌患者往往存在 p53 和 K-ras 基因的阳性高表达，部分患者存在 K-ras 基因和 B-raf 基因的突变，因此基因检测为结肠癌的早期临床诊断提供了新的手段。确定为大肠癌时，建议检测错配修复（MMR）蛋白（MLH1、MSH2、MSH6、PMS2）及 Ki-67 的表达情况；确定为复发或转移性结直肠癌时，推荐检测肿瘤组织 Ras 基因及其他相关基因的状态，以指导进一步治疗。

（四）诊断要点

早期大肠癌无明显症状和体征，随病情发展出现临床表现。

1. 持续性腹部不适、隐痛、大便不规则、腹泻便秘交替出现，排便次数增多、黏液便、里急后重、便血、贫血消瘦。肠梗阻时可见阵发性腹痛、恶心、呕吐、排便困难、排气停止等。

2. 部分患者腹部触及包块。

3. 临床特殊检查

（1）肛诊。

（2）内镜检查，可使部分早期大肠癌患者获得诊断。

（3）病理学活检。

（4）双重气钡对比造影。

（5）B 超、CT 检查可见异常。

（6）CEA 检查可能阳性。

（五）分型

1. 大肠癌的大体分型

（1）早期大肠癌：癌肿限于大肠黏膜层及黏膜下层者称早期大肠癌，一般无淋巴结转移，但其中癌肿浸润至黏膜下层者，有 5% ~ 10% 病例出现局部淋巴结转移，根据肉眼观察早期大肠癌分为三型。①息肉隆起型：外观可见有局部隆起的黏膜，有蒂或亚蒂或呈现广基 3 种情况，此型多为黏膜内癌。②扁平隆起型：黏膜略厚，近乎正常，表面不突起，或轻微隆起，似硬币样。③扁平隆起伴溃疡：如小盘状，边缘隆起而中心凹陷，仅见于黏膜下层癌。

（2）中、晚期大肠癌：系指癌组织侵犯在黏膜层以下，直至浆膜层者。肉眼观察分为四型。①隆起型：肿瘤向肠腔突出，呈结节状、息肉状或菜花状隆起。边缘清楚，有蒂或为广基。切面见肿瘤组织呈灰白或灰黄色，均质，较硬，浸润浅表而局限。此型浸润性小，淋巴转移发生较迟，预后较好。②溃疡型：初起为扁平状肿块，以后中央部坏死，形成大溃疡，边缘外翻呈蝶形，表面易出血、感染。一般深达肌层，又有局限和浸润之分。③浸润型：癌肿瘤向肠壁各层浸润，使局部肠壁增厚，表面无明显溃疡或隆起，常伴明显纤维增生，致使肠壁变硬，肠管周径缩小而形成狭窄和梗阻。此型淋巴转移较早，预后较差。④胶样型：有上述三种外形，且外观和切面均呈半透明胶冻状。

2. 大肠癌的组织学分型

一般分为腺癌、黏液癌及未分化癌。

（1）腺癌：癌细胞排列呈腺管状或腺泡状。根据其分化程度，按 Broder 法分为 I～IV 级，即低度恶性（高分化）、中等恶性（中分化）、高度恶性（低分化）和未分化癌。本型较多见。

（2）黏液癌：癌细胞分泌较多黏液，黏液可在细胞外间质中或集聚在细胞内将核挤向边缘，细胞内黏液多者预后差。

（3）未分化癌：癌细胞较小，呈圆形或不规则形，呈不整齐的片状排列，浸润明显，易侵入小血管及淋巴管，预后差。

（六）临床分期

目前采用 UICC/AJCC 大肠癌 TNM 分期（2017 年第 8 版）（表18）。

1. 原发肿瘤（T）

$T_x$：原发肿瘤无法评价。

$T_0$：无原发肿瘤证据。

Tis：原位癌，局限于上皮内或侵犯黏膜固有层。

$T_1$：肿瘤侵犯黏膜下层。

$T_2$：肿瘤侵犯固有肌层。

$T_3$：肿瘤穿透固有肌层到达浆膜下层，或侵犯无腹膜覆盖的结直肠旁组织。

$T_{4a}$：肿瘤穿透腹膜脏层。

$T_{4b}$：肿瘤直接侵犯或粘连于其他器官或结构。

2. 区域淋巴结 （N）

$N_x$：区域淋巴结无法评价。

$N_0$：无区域淋巴结转移。

$N_1$：有 1~3 枚区域淋巴结转移。

$N_{1a}$：有 1 枚区域淋巴结转移。

$N_{1b}$：有 2~3 枚区域淋巴结转移。

$N_{1c}$：浆膜下、肠系膜、无腹膜覆盖结肠（直肠）周围组织内有肿瘤种植（TD），无区域淋巴结转移。

$N_2$：有 4 枚以上区域淋巴结转移。

$N_{2a}$：4~6 枚区域淋巴结转移。

$N_{2b}$：7 枚及更多区域淋巴结转移。

3. 远处转移 （M）

$M_0$：无远处转移。

$M_1$：有远处转移。

$M_{1a}$：有 1 个位置或 1 个器官转移，无腹膜转移。

$M_{1b}$：有 2 个或更多的位点（器官）转移，无腹膜转移。

$M_{1c}$：有腹膜转移，伴（不伴）其他器官转移。

表 18　大肠癌的临床分期

| 分期 | T | N | M |
| --- | --- | --- | --- |
| 0 期 | Tis | $N_0$ | $M_0$ |
| Ⅰ期 | $T_{1~2}$ | $N_0$ | $M_0$ |
| Ⅱ期 | $T_{3~4}$ | $N_0$ | $M_0$ |
| Ⅲ期 | 任何 T | $N_{1~2}$ | $M_0$ |
| Ⅳ期 | 任何 T | 任何 N | $M_1$ |

4. 扩散与转移

（1）直接浸润：癌肿首先直接向肠管周围及肠壁深层浸润性生长，向肠壁纵轴浸润发生较晚。估计癌肿浸润肠壁一圈需 1.5~2.0 年。直接浸润可穿透浆膜层侵入邻近脏器，如子宫、膀胱等；下段直肠癌由于缺乏浆膜层的屏障作用，易向四周浸润，侵入附近脏器，如前列腺、精囊腺、阴道、输尿管等。

（2）淋巴转移：是主要的扩散途径。上段直肠癌向上沿直肠上动脉、肠系膜下动脉及腹主动脉周围淋巴结转移。发生逆行性转移的现象非常少见，如淋巴液正常流向的淋巴结发生转移且流出受阻时，可逆行向下转移，下段直肠癌（以腹膜反折为界）以向上方和侧方转移为主。大量病例报道（1 500 例），发现肿瘤下缘平面以下的淋巴结阳性者 98 例（6.50%），平面以下 2 cm 仍有淋巴结阳性者仅 30 例（2.00%）。齿状线周围的癌肿可向上、侧、下方转移。向下方转移可表现为腹股沟淋巴结肿大。淋巴转移途径是决定直肠癌手术方式的依据。

（3）血行转移：癌肿侵入静脉后沿门静脉转移至肝，也可由髂静脉转移至肺、骨和脑等，直肠癌手术时有 10%~15% 的病例已发生肝转移。直肠癌致肠梗阻和手术时挤压，易造成血行转移。

（4）种植转移：直肠癌种植转移的机会较小，上段直肠癌偶有种植转移发生。

（七）中医证型

1. 湿热蕴结证

证候：腹痛偶作，下痢赤白，里急后重，肛门灼热，大便黏滞恶臭，发热寒战，胸闷口渴，舌红，苔黄腻，脉滑数。

2. 气滞血瘀证

证候：便血、腹胀、腹痛，痛有定处，腹部触及肿块、结节，胸闷不舒，舌质暗，有瘀斑，脉弦涩或细涩。

3. 脾肾阳虚证

证候：腹痛，肢冷便溏，少气无力，五更泻，脉细弱，舌苔白。

4. 肝肾阴虚证

证候：五心烦热，口苦舌干，腰酸腿软，头晕目眩，便秘，舌质红，脉细弦。

5. 气阴两虚证

证候：气短乏力，颧红，盗汗，脱肛，便溏，舌质淡红，脉沉细虚数。中医辨证分型有时并不单纯，或夹杂兼症，或两型同见。一般而言，前两型多见于Ⅰ、Ⅱ期，后三型多见于Ⅲ、Ⅳ期患者，临床当随症辨治。

## 五、鉴别诊断

（一）西医鉴别诊断

大肠癌应与其他一些具有腹部肿块、腹部绞痛，直肠出血或大便习性改变等症状的肠道病变相鉴别。包括大肠的良性肿瘤或息肉样病变如腺瘤、炎性息肉、幼年性息肉、肠壁脂肪瘤、血管瘤、平滑肌瘤等；大肠各类炎症性疾病如溃疡性结肠炎、克罗恩病（Crohn 病）、阿米巴肠炎、日本血吸虫病、肠结核、结肠憩室炎、阑尾炎周围炎症性包块、放射性肠炎、性病性淋巴肉芽肿等；良性直肠、肛管疾患，如痔、肛裂、肛瘘等；其他如肠套叠、乙状结肠粪块积贮及罕见的肠道子宫内膜异位症等。由于大肠癌症状并不特异，与肠道多种疾病的临床表现相重叠，故在临床诊断中多采取主动性诊断方式，排除诊断法应少用，对于可疑患者，应在详细询问病史后仔细检查，并配合纤维结肠镜或 X 线钡餐灌肠及病理活检以作出明确诊断。结肠癌主要应与结肠炎症性疾病鉴别，包括肠结核、Crohn 病、溃疡性结肠炎、血吸虫病肉芽肿、阿米巴病肉芽肿等。此外，还应与原发性肝癌、胆道疾病、阑尾脓肿相鉴别。直肠癌应与菌痢、阿米巴痢疾、痔、血吸虫病、慢性结肠炎等相鉴别。

1. 细菌性痢疾

主要与慢性细菌性痢疾相鉴别。患者有腹痛、腹泻、里急后重、黏液脓血便、大便次数增多、左下腹压痛等症状。如为慢性细菌性痢疾，可有急性发作，除上述症状加剧外还有发热、头痛、食欲不振等症。本病有流行病学特征，大便培养痢疾杆菌阳性。乙状结肠镜检查肠黏膜除充血、水肿、溃疡外，黏膜呈颗粒状，可有瘢痕和息肉，取肠壁黏液脓性分泌物做细菌培养，阳性率高，应用呋喃唑酮、诺氟沙星、氧氟沙星等抗菌药物治疗有效。

2. 阿米巴痢疾

患者表现腹胀、腹痛、腹泻或有里急后重，大便呈黏液带脓血、排便次数增多。慢性型者可有消瘦、贫血，结肠常粗厚可触，左右两下腹及上腹部常有压痛，易和直肠癌或结肠癌相混淆。但为阿米巴痢疾时，大便有腥臭，粪中可找到阿米巴包囊或滋养体。乙状结肠镜检查见到正常黏膜上有典型的散在溃疡，从溃疡底刮取材料做镜检可找到原虫。

3. 痔

临床上将直肠癌误诊为痔者并不少见。据上海肿瘤医院统计 590 例直肠癌中被误诊为痔者有 156 例，误诊率高达 26.4%。误诊的主要原因系对病史了解不够，又未能做指检。一般内痔多为无痛性出血，呈鲜红色，不与大便相混，随出血量的多寡而表现为大便表面带血、滴血、线状流血甚至喷射状出血。而直肠癌患者的粪便常伴有黏液和直肠刺激症状，直肠指检或乙状结肠镜检查可将痔与直肠癌鉴别。

4. 肠结核

肠结核以右下腹痛、腹泻、糊样便、腹部包块和全身结核中毒症状为特征，增生型肠结核，多以便秘为主要表现。X 线胃肠钡餐造影可与大肠癌相鉴别。对于溃疡型肠结核，钡剂在病变肠段可见激惹征象，充盈不佳，而在病变上下肠段的钡剂则充盈良好，称为 X 线钡影跳跃征象。黏膜皱襞粗乱，肠壁边缘不规则，有时呈锯齿状。增生型肠结核见肠段增生性狭窄、收缩与变形，可见充盈缺损、黏膜皱襞紊乱，肠壁僵硬与结肠袋消失。如行纤维结肠镜检查，从病变部位做活检可进一步确诊。

### 5. 血吸虫病

血吸虫病的肠道病变多见于直肠、乙状结肠和降结肠，虫卵沉积于肠黏膜使局部充血、水肿、坏死，当坏死黏膜脱落后即形成浅表溃疡，临床上表现腹痛、腹泻及便血等症状，进一步出现结缔组织增生，最后使肠壁增厚，严重者可引起肠腔狭窄和肉芽肿，应与大肠癌相鉴别。但日本血吸虫病与大肠癌有一定相互关系，因此，在结肠镜检查时应在病变部位，尤其对肉芽肿病变进行组织活检。

### 6. Crohn 病

Crohn 病为肉芽肿炎性病变，并发纤维性变与溃疡，好发于青壮年。腹泻一般较轻，每天排便 3~6 次，腹痛多在右下腹，排便后腹痛可减轻，约 1/3 病例在右下腹可扪及包块，并可出现肛瘘、肛门周围脓肿。钡灌肠有特征改变，可见肠壁增厚、僵硬、肠腔狭窄，黏膜皱襞消失、变粗、变平、变直，多呈一细条状阴影，称为线样征；可见纵形溃疡或横形裂隙状溃疡；正常黏膜呈充血、水肿、纤维化，呈假息肉样病变，称为卵石征。纤维结肠镜可见黏膜水肿、稍充血、卵石样隆起，伴有圆形、线状或沟槽样溃疡。患者常伴发热、贫血、关节炎及肝病。

### 7. 溃疡性结肠炎

溃疡性结肠炎是一种原因不明的直肠及结肠慢性炎性疾病，95% 以上病例有直肠受累，以 20~50 岁多见。临床上以腹泻、黏液脓血便、腹痛和里急后重为主要表现，故与直肠癌易混淆。纤维结肠镜检查可见病变黏膜呈弥漫性充血、水肿，黏膜表面呈颗粒状，常有糜烂或浅小溃疡，附有黏液和脓性分泌物，重者溃疡较大。后期可见假性息肉，结肠袋消失。气钡双重对比造影可见黏膜皱襞粗大紊乱，有溃疡和分泌物覆盖时，肠壁边缘可呈毛刺状或锯齿状，后期肠壁僵硬，肠腔狭窄，结肠袋消失，假性息肉形成后可呈圆形或卵石形充盈缺损。

### 8. 肠易激综合征

肠易激综合征是一种肠功能紊乱性疾病，其发生与精神心理因素有关。腹痛、腹泻、便秘、腹泻与便秘交替、消化不良为其主要表现。但一般情况良好，多次粪常规及培养均阴性，X线钡灌和纤维结肠镜检查均无阳性发现。

（二）中医类证鉴别

肠癌早期症状不明显，缺乏特异性，易与消化系统、腹腔内其他脏器疾病混淆，尤其是与休息痢、奇恒痢、泄泻、肠风、伏梁、肠痨、肠痈、肠郁、蛊虫病、脾约、内痔等的临床表现有类似之处，当病情呈进行性发展，疑有肠癌可能时，应进行多项检查，如粪检、直肠指检、X线钡灌肠、腹部B超、CT、纤维结肠镜检及活检等，以资鉴别。

1. 痢疾

多发于夏季，以腹痛、里急后重、下利赤白脓血为主症。而直肠之腹痛、里急后重无季节性，故可鉴别。另外，腹部B超、CT等可以发现肠内占位。

2. 泄泻

多指排便次数增多、粪质稀薄，甚则泻出如水，一般与饮食、环境、季节等有关，体重无明显下降。肠癌也可出现大便次数增多，并伴有腹痛及大便性状的改变，需要与休息痢疾鉴别。另外，腹部B超、CT等可以发现肠内占位。

3. 肠风

多由风热客于肠胃或湿热蕴积肠胃，久而损伤阴络，临床表现为致大便前出血如注，血色鲜红，肛门无肿痛等。

4. 腹痛

多指胃脘以下、耻骨毛际以上的部位发生疼痛，出现于多种疾病中。而肠癌之腹痛，常常部位固定、难以缓解并可触及肿块。

## 六、治疗

（一）治疗原则

大肠癌的根治性治疗方法迄今首选手术切除治疗。对于I期大肠癌患者经根治性手术治疗后，可不用放疗或化疗，但应注意术后定期复查；对于II、III期大肠癌应采用根治性手术治疗为主的综合治疗，可根据具体情况，采用手术前放疗或化疗—根治性手术—术后化疗或放疗等治疗；对于IV期大肠癌应采用姑息性手术治疗，并配合放疗、化疗及中药治疗；对于失去姑息性手术机会的IV期大肠癌患者应以中药治疗及其他综合治疗为主。总之，对大肠癌的治疗应强调首次根治性治疗及多种手段的综合治疗。

（二）中医治疗

1. 辨证论治

（1）湿热蕴结证

治法：清热利湿解毒。

方药：槐花地榆汤加减（槐花、地榆、白头翁、败酱草、马齿苋、黄柏、薏苡仁）。

加减：发热、口渴者，加生地黄、牡丹皮以清热凉血；小便短赤者，加车前草、木通以通利小便。

（2）气滞血瘀证

治法：行气化瘀，解毒散结。

方药：桃红四物汤加减（熟地黄、当归尾、赤芍、川芎、桃仁、红花、半枝莲、白花蛇舌草）。

加减：腹胀嗳气、腹痛或窜痛者，加青皮、沉香、枳壳以行气宽肠止痛；便秘者，加生大黄（后下）以泻下攻积、清热解毒、活血祛瘀。

（3）脾肾阳虚证

治法：温补脾胃。

方药：参苓白术散（炒党参、炒白术、茯苓、薏苡仁、豆蔻、补骨脂、吴茱萸、诃子肉）。

加减：食欲不振、脘腹胀闷、痰涎壅盛、舌苔厚腻者，属痰湿中阻，可加木香、砂仁、陈皮、半夏、竹茹、神曲以化痰除湿。

（4）肝肾阴虚证

治法：滋养肝肾。

方药：知柏地黄汤加减（知母、黄柏、生地黄、熟地黄、枸杞子、女贞子、茯苓、泽泻）。

加减：睡少梦多者，加远志、珍珠母以养心安神；长期低热不退者，加地骨皮、青蒿、银柴胡以清虚热。

（5）气阴两虚证

治法：益气养阴。

方药：滋阴益气汤（生晒参、党参、黄芪、麦冬、生地黄、五味子、柴胡、山药、陈皮、云苓、生甘草）。

加减：便血量多者，应重加侧柏叶、山楂炭、地榆炭、仙鹤草以收敛止血；便秘者，加肉苁蓉以温阳通便。

2. 静脉注射中成药

（1）华蟾素注射液：缓慢静滴，每次 10～20 mL，每日 1 次，用 500 mL 5%葡萄糖注射液稀释后缓慢滴注，1～30 天（联合其他化疗药物使用）。该药物对进展期大肠癌有一定疗效，对化疗药物能起到增强疗效的作用。主要副作用有白细胞下降、恶心呕吐等。

（2）康莱特注射液：缓慢静滴，20 g（200 mL），每日 1 次，1～21 天（配合化疗药物使用）。该药物具有一定的抗肿瘤作用，能提高化疗药物疗效并减轻其不良反应，能提高机体免疫力、改善患者的生活质量。适用于各期大肠癌。

（3）榄香烯注射液：静滴，400 mL，每日 1 次，1～10 天（配合化疗药物使用）。该药物有一定的抗肿瘤作用，能提高化疗药物疗效并减轻其不良反应，能提高机体免疫力、改善患者的生活质量。适用于各期大肠癌。

（4）复方苦参注射液：成分为苦参、土茯苓。静脉滴注，12～20 mL 加入 200 mL 0.9%生理盐水中，每日 1 次；或 8～10 mL 加入 100 mL 生理盐水中滴入，每日 2 次，一疗程用药总量为 200 mL。清热利湿、凉血解毒、散结止痛，用于癌性疼痛及出血，有一定的抗肿瘤作用，对轻、中度癌痛有一定的疗效。适用于各期大肠癌。

（5）鸦胆子油乳注射液：静滴，3 g 加入 250 mL 0.9%生理盐水中，每日 1 次，30 天为一疗程。细胞周期非特异性抗癌药，抑制肿瘤细胞生长，能提高机体免疫力。

（6）参芪注射液：静滴，20～60 mL 加入 250 mL 5%葡萄糖注射液中，每日 1 次，5 周为一疗程。该药物可益气健脾，减少化疗药物的消化道反应及骨髓抑制等作用，并能适当提高化疗药物的疗效。适用于脾胃虚寒、气血双亏型大肠癌。

（7）香菇多糖注射液：静滴，1 mg 加入 250～500 mL 0.9%生理盐水或 5%葡萄糖注射液中，每周 2 次，8 周为一疗程。该药物能提高肿瘤患者的机体免疫力，改善患者的生活质量，对放化疗有减毒增效的作用。适用于各期大肠癌。

（8）人参多糖注射液（百扶欣）：静滴，12～24 mg 加入 250～500 mL 0.9%生理盐水或 5%葡萄糖注射液中，每分钟 40～60 滴，每日 1 次，1～30 天（可配合化疗药物使用）。该药物能提高化疗药物的疗效并减轻其不良反应，提高机体的免疫力。适用于各期大肠癌。

（9）康艾注射液：成分为黄芪、人参、苦参素。静脉滴注，40～60 mL，用 250～500 mL 5%葡萄糖注射液或 0.9%生理盐水稀释后使用，每日 1～2 次，30 天为一疗程。该药物可益气扶正，增强机体的免疫力。

3. 口服中成药

（1）平消胶囊：口服，每次 1.68 g，每日 3 次，3 个月为一疗程。该药物有清热解毒，化瘀散结，抗肿瘤的功效。适于各期大肠癌。

（2）安替可胶囊：软坚散结、解毒定痛、养血活血。可单独应用或与放疗合用，可增强放疗效果。口服，每次 0.44 g，每日 3 次，饭后服用，6 周为一疗程，或遵医嘱。少数患者使用后可出现恶心、血象降低、过量、连续久服可致心慌。

（3）扶正消瘤汤颗粒剂：温开水冲服，每日 1 剂，分 2~3 次冲服。适用于各期大肠癌。

（4）槐耳颗粒：口服，每次 20 g，每日 3 次，1 个月为一疗程，或遵医嘱。适用于各期大肠癌。

（5）至灵胶囊：口服，每次 2~3 粒，每日 2~3 次，或遵医嘱。适用于各期大肠癌。

（6）贞芪扶正胶囊：口服，每日 6 粒，每日 2 次，或遵医嘱。适用于大肠癌放化疗引起的骨髓造血功能抑制，血细胞减少。

（7）滋阴益气汤颗粒剂：温开水冲服，每日 1 剂，分 2~3 次冲服。适用于中医辨证属于气阴两虚型的大肠癌患者。

4. 针灸治疗

（1）灸法：艾灸大椎、膈俞、胃俞、肾俞等穴。每日 1 次，连续 7~9 天。对防治大肠癌患者化疗、放疗期间白细胞减少有效。

（2）针刺穴位注射：取穴百会、内关、足三里、三阴交，并以胎盘注射液注入。每日或隔日针灸，连续 15 天。对大肠癌晚期疼痛有止痛作用。

（3）推拿疗法：取穴合谷、内关、足三里、三阴交等，行擦、拿、转、摇等手法，能健脾和胃、调理胃肠功能，起到扶正同本的作用。

5. 中药灌肠治疗

适用于大肠癌有便秘、脓血便的患者，也可直接对局部病灶进行治疗，多与其他疗法，如内服中药等同时使用。

（三）西医治疗

1. 外科手术治疗

大肠癌的手术治疗适用于大肠各个不同部位的癌瘤及进行完整的瘤体、部分肠段切除，以及清扫所属区域淋巴结。对有严重心肺肝肾疾患不能耐受手术者、全身情况不良未能矫正者、有广泛转移者等不宜手术。可根据肿瘤的不同部位选择相应的手术方法。

（1）右半结肠切除术，横结肠切除术，左半结肠切除术，乙状结肠切除术，全结肠切除术，姑息性手术。

（2）会阴直肠联合切除术及腹部造瘘，经腹直肠切除术，直肠扩大根治术，姑息性手术。

2. 化疗

大肠癌对化疗敏感性较差，很多药物治疗大肠癌效果偏低或无效。

（1）术后辅助性化疗：适合于 Dukes′B、Dukes′C 期术后患者。指征为：①侵犯浆膜。②直肠周围脂肪累及。③累及血管或淋巴管。④区域淋巴结转移。⑤怀疑术后组织有癌残留。⑥晚期患者姑息性化疗，对晚期大肠癌无法手术切除，或术后复发转移的患者，姑息性化疗可起到减轻症状的作用。

（2）局部区域化疗：对于大肠癌肝转移、不适合手术的患者，可行肝动脉灌注化疗药物。

（3）化疗常用方案：①5-FU+CF。②5-FU+DDP。③去氧氟尿苷。

3. 放疗

大肠癌的放疗多用于术前、术后及晚期不能手术的直肠癌患者，或老年伴有其他脏器并发症不能接受手术治疗的患者。

（1）术前放疗：对于结肠癌局部的巨大肿瘤与周围组织浸润粘连固定无梗阻、感染、坏死者，行术前放疗缩小肿瘤体积，减轻癌性粘连，降低癌细胞活性，关闭脉管，增加手术切除率和成功率，减少复发和术中医源性播散。

（2）术后放疗：对于肿瘤较大切除不彻底，或肿瘤与邻近组织浸润粘连，或淋巴结清扫不彻底，或吻合口有残留癌细胞者，术后应行放疗，以减少局部复发率和转移率。

（3）姑息性放疗：对于晚期大肠癌无法切除，或已有肝、腹膜后或其他部位转移或术后复发的患者，应行放疗以缓解肿瘤引起的疼痛、出血、压迫等症状。

4. 生物治疗

应用放疗、化疗、中药的同时，还将可以采用胸腺素、免疫核糖核酸、IL-2、IFN 进行生物治疗以提高机体的免疫功能。

5. 靶向治疗

在大肠癌靶向治疗方面应用最多，并取得令人瞩目成就的靶向治疗的药物有西妥昔单抗和贝伐单抗。

（四）疗效标准

1. WHO 实体瘤疗效指标

（1）可测量病灶评定：①完全缓解（CR）：大肠癌可见病灶经治疗后完全

消失，不少于4周。②部分缓解（PR）：大肠癌可见病灶经治疗后缩小50%以上，持续缓解达4周或4周以上，同时无新病灶出现。③稳定或无变化（NC）：大肠癌可见病灶经治疗后缩小不超过50%或增大不超过25%。④进展（PD）：一个或多个病灶经治疗后肿瘤增大超过25%或出现新病灶。

（2）不可测量病灶评定：①完全缓解（CR）：大肠癌所有可见病灶经治疗后完全消失，不少于4周。②部分缓解（PR）：大肠癌病灶经治疗后估计缩小50%以上，持续缓解达4周或4周以上，同时无新病灶出现。③稳定或无变化（NC）：病变无明显变化维持4周，或肿瘤增大估计不足25%，或缩小不到50%。④进展（PD）：出现新病灶或病灶估计增大不少于50%。

2. 远期疗效指标

（1）缓解期：自出现达到PR疗效之日至肿瘤复发不足PR标准之日为止的时间为缓解期，一般以月计算，将各个缓解病例的缓解时间（月）列出，由小到大排列，取其中间数值（月）即为中位缓解期，按统计学计算出中位数。

（2）生存期：从治疗开始之日起至死亡或末次随诊之日为生存期或生存时间，一般以月或年计算，中位生存期的计算方法与上同。

（3）生存率：N年生存率=生存N年以上的病例数÷随诊5年以上的总病例数×100%。

3. 患者生活质量评价

手术和放化疗治疗后的疗效评价以生活质量改善为标准，采用EORTC（欧洲癌症治疗研究组织）-QLQ-C30量表，该表为自评式生活质量表，共30个项目，包括6个功能量表：躯体功能、角色功能、认知功能、情绪功能、社会功能、总体健康状况等。它从机体功能、心理状态、社会状态和自觉状态等多个角度对患者进行评价。

评价方法：于治疗前和各个观察周期分别将上述6个评价项目的各分值相加，得出各个项目的总得分。疗效百分比=（治疗前总得分-治疗后总得分）÷治疗前总得分×100%。

显效：积分减少≥75%。

有效：50%≤积分减少<75%。

稳定：25%≤积分减少<50%。

无效：积分减少<25%。